CONGRÈS DES ALIÉNISTES ET NEUROLOGISTES D
ET DES PAYS DE LANGUE FRANÇAISE

XVIIIe SESSION — DIJON, AOUT 1908

ASSISTANCE

L'ASSISTANCE DES ENFANTS ANORMAUX

RAPPORT

PRÉSENTÉ PAR

M. René CHARON
Médecin-Directeur de l'asile d'Amiens.

PARIS
G. MASSON, EDITEUR
LIBRAIRE DE L'ACADÉMIE DE MÉDECINE
120, Boulevard Saint-Germain, 120

1908

CONGRÈS DES ALIÉNISTES ET NEUROLOGISTES DE FRANCE
ET DES PAYS DE LANGUE FRANÇAISE

XVIIIe SESSION — DIJON, AOUT 1908

ASSISTANCE

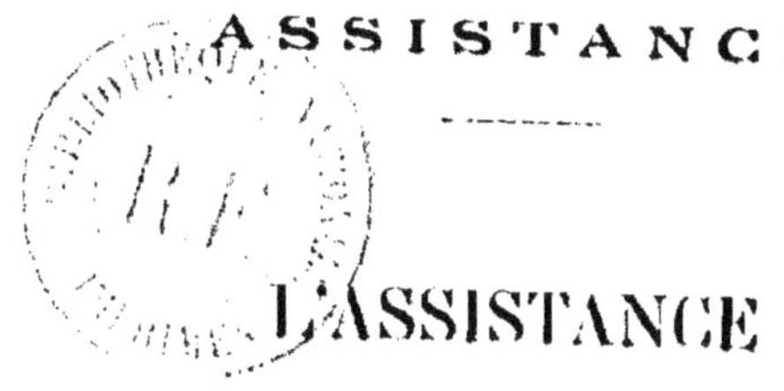

L'ASSISTANCE

DES

ENFANTS ANORMAUX

RAPPORT

PRÉSENTÉ PAR

M. René CHARON

Médecin-Directeur de l'asile d'Amiens.

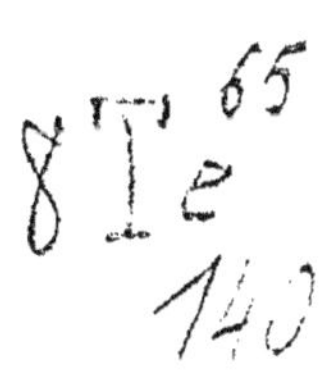

PARIS

G. MASSON, EDITEUR

LIBRAIRE DE L'ACADÉMIE DE MÉDECINE

120, Boulevard Saint-Germain, 120

—

1908

L'ASSISTANCE
DES
ENFANTS ANORMAUX

PAR

René CHARON
Médecin-Directeur de l'asile d'Amiens.

AVANT-PROPOS

Pris à la lettre de son titre, ce rapport pourrait embrasser une grande part, la plus grande peut-être, du domaine de l'Assistance.

Si l'on entend par *Enfants anormaux* « tous ceux qui, par suite d'infirmités congénitales ou acquises, se trouvent placés dans des conditions telles qu'ils ne peuvent vivre de la vie normale sociale », selon la définition du Dr Courjon, assistance de l'enfance anormale signifie — assistance de « tous les enfants physiquement et psychiquement infirmes, arriérés des divers degrés, bègues, sourds-muets, aveugles, épileptiques et *autres* », ainsi que l'exposait M. Strauss dans son rapport général au *Congrès d'Assistance de Bordeaux*.

L'intention du *Congrès de Genève* n'a pas été d'ouvrir la discussion sur un aussi vaste champ, mais de la limiter à cette classe de l'enfance anormale — la plus nombreuse il est vrai — où l'anomalie, apparemment exclusive ou manifestement dominante, est d'ordre neuro-psychique, c'est-à-dire à l'assistance des enfants *psychiquement* anormaux.

Ce cadre peut paraître encore trop grand, si l'on considère la démarcation qui, du fait d'organisations scolaires nouvelles, tend à s'affirmer, dans la pratique, entre la pédagogie et l'assistance des anormaux psychiques.

Sans doute, en matière d'enfance, l'*obligation* d'éducation n'est pas séparable du *devoir* d'assistance. Tous les enfants assistés doivent être éduqués, s'ils sont susceptibles de l'être. Mais si l'assistance est bien le devoir social qui, inspiré de l'intérêt individuel et de l'intérêt collectif à la fois, ne s'exerce nécessairement qu'à l'égard des déshérités de la fortune, les anormaux psychiques — quelque soit leur degré d'arriération — dont la surveillance, le traitement et l'éducation peuvent être assurés par des tiers autorisés et responsables, ne sont pas à proprement parler des assistables, non plus que ceux qui, sur les premiers échelons de l'arriération, sont en état de bénéficier de ces *classes spéciales* et *instituts spéciaux* dont le nombre va s'accroître de jour en jour jusqu'à devenir un des grands organismes de l'Instruction publique. Ceux-là sont éducables par des moyens qui, pour si particuliers qu'ils soient, ne sortent point cependant du régime de la vie commune : à proprement parler, ils restent *sociables*.

Il nous a paru qu'il n'y avait place dans ce travail que pour ceux qui sont nécessairement assistables, pour ceux qui, plus haut dans l'échelle de l'anormalité, doivent pour diverses causes, dont les principales sont des raisons d'ordre ou de sécurité publiques, l'indigence ou l'incapacité des parents, être soumis, dans des milieux extra ou juxta-sociaux, à des mesures plus ou moins restrictives, pour ceux, en un mot, qui sont *insociables*.

Ainsi limité — si nous avons bien compris l'intention de ceux qui en ont fait le choix — notre sujet peut, en fin de compte, se définir : l'*assistance publique des enfants psychiquement anormaux et insociables*.

C'est dans la partie la plus nouvellement ouverte à l'exploration, dans celle des enfants anormaux sociables, des *anormaux d'école*, ainsi que les désigne Régis, que s'est fait, dans l'application pratique, le premier pas décisif. Sans attendre qu'une loi déterminât les conditions de fonctionnement d'un régime scolaire spécial, Paris, Lyon, Bordeaux sont entrés résolument dans la voie des réalisations, et leur exemple vraisemblablement sera, sans tarder, imité par toutes les grandes villes.

Mais, pour ce qui concerne les enfants plus gravement atteints, les *dégénérés*, si intéressants et si pitoyables, il est toujours vrai de dire que tout est à faire dans le pays des Séguin et des Bourneville.

Ce n'est point qu'on les oublie. Bien au contraire. Depuis quelques années, notamment depuis le *Congrès d'Assistance de Bordeaux*, qui marquera une date mémorable dans l'histoire de l'assistance des enfants anormaux, il n'est point de question plus souvent ni plus copieusement traitée dans toutes les réunions philantropiques ou médicales. Tout a été dit sur eux, et si bien, qu'il est permis de considérer comme jugé le procès de l'assistance des anormaux de toutes catégories, ouverte la voie des réformes législatives et des organisations pratiques.

Nous ne pourrions que « reprendre les exposés, les définitions et les vœux de nos devanciers » — ainsi que le déclarait M. Bagner dans son rapport sur la situation scolaire des enfants anormaux au *Congrès de l'Education sociale* de 1907, — si un fait important — l'introduction de l'obligation de l'assistance et du traitement des enfants dégénérés dans le projet de loi sur le régime des aliénés — ne s'était produit récemment.

L'obligation d'assistance est conforme à des vœux maintes fois exprimés, mais l'esprit et la lettre de l'acte législatif qui la consacre soulèvent de vives critiques, inspirent de légitimes inquiétudes sur l'avenir de l'assistance des aliénés de toutes catégories, y compris les enfants dégénérés. Nous y avons trouvé la raison de présenter quelques considérations générales sur l'assistance des insociables et d'exposer un programme de l'assistance publique des enfants dégénérés, considéré dans sa base légale, dans ses rapports avec les arriérés et les aliénés et sous ses aspects divers, médical, social et économique, et sans autre prétention que de fournir matière à la discussion, d'où pourront sortir les formules pratiques de demain.

I

HISTORIQUE

L'ŒUVRE MÉDICALE

L'idée de l'assistance des enfants anormaux, complétée par le traitement médico-pédagogique, est née en France tout au commencement du XIXe siècle. La célèbre expérience d'Itard sur le *sauvage de l'Aveyron* a été pour les enfants dégénérés ce que, quelques années auparavant, avait été, pour les aliénés, le geste généreux de Pinel, le signal d'une véritable explosion, dans toute l'Europe, de sentiments et de concepts nouveaux en matière de solidarité humaine, le point de départ d'une suite ininterrompue de travaux et d'efforts, dont l'activité croissante des congrès, des associations pédagogiques, des sociétés savantes, a fait une des questions actuelles les plus importantes.

L'histoire de cette assistance, présentée en 1903 au *Congrès national de Bordeaux* dans les remarquables rapports de M. Strauss et du docteur Jacquin, mise à jour par les travaux plus récents des docteurs Blin, Bourneville, Roubinowitch, Royer, Régis et Chazal, est aujourd'hui connue de tous ceux, médecins, educateurs et philanthropes qui s'y intéressent, et peut-être n'avons-nous qu'une bonne excuse pour en faire ici le résumé — le besoin de montrer une fois de plus, au moment où quelques psychologues inquiets, sous prétexte de pédago-psychologie nouvelle, proclament la faillite de la psychiatrie, que cette œuvre a été tout entière celle des aliénistes.

A la suite d'Itard, ce furent Esquirol et Belhomme qui, dès l'année 1824, montrèrent l'éducabilité des idiots; leurs successeurs Ferrus et Fabret qui, en 1828 et 1831, fondèrent l'un à Bicêtre, l'autre à la Salpêtrière, les premières écoles pour enfants dégénérés, et ce fut Félix Voisin qui, en 1834, créa l'établissement orthophrénique dont l'existence fut courte, il est vrai, mais qui fut le premier des hôpitaux de traitement médico-pédagogique.

Un élève d'Itard et d'Esquirol, Séguin, qui devait devenir un apôtre, fut, en 1840, chargé par le Ministère de l'Intérieur de l'éducation des idiots à l'hospice des Incurables, puis à Bicêtre. Obligé de quitter cette maison en 1843, il fonda l'école de la rue Pigalle « que visitèrent les savants et les philanthropes du monde entier ». En 1846, il publia sa méthode « *Traitement moral, hygiène et éducation des idiots et des autres enfants arriérés* », qui devint classique à l'étranger, particulièrement en Amérique, où Séguin émigra en 1848, et où il organisa plusieurs établissements pour l'éducation des idiots.

Dans les grands mouvements d'évolution, il se dégage comme une loi générale que ce n'est point le terrain où sont jetées les premières semences qui donne les premières moissons. L'œuvre d'Itard et de Séguin pour les enfants dégénérés, aussi bien que celle de Pinel et d'Esquirol pour les aliénés, ne fut point continuée ni appréciée en France comme elle méritait de l'être, et tandis que, malgré les efforts de Delasiauve, elle y tombait dans l'oubli, elle grandissait dans les autres pays, où elle provoquait bientôt un mouvement d'organisation pratique, qui ne s'est point ralenti depuis.

Dès l'année 1849, les premiers asiles-écoles pour idiots étaient ouverts en Allemagne par Sægert, en Suisse par Guggenbühl. En 1846, l'Angleterre était pourvue de plusieurs établissements du même genre, et cet exemple était bientôt suivi par les autres nations du nord et du midi de l'Europe.

En France, ce n'est qu'après une période de stagnation qui dura vingt-cinq ans, qu'en 1875 une nouvelle poussée d'activité, provoquée par Bourneville, conduisit à la création dans le département de la Seine des services d'enfants de Bicêtre, de la colonie de Vaucluse et de la fondation Vallée. Pendant plus de trente ans, le maître de Bicêtre a poursuivi sans relâche la réhabilitation et le perfectionnement de la méthode de Séguin. En publiant chaque année les résultats de son traitement, en ouvrant à de nombreux élèves les portes de son service universellement apprécié, il a provoqué la création dans un certain nombre d'asiles de quartiers spéciaux pour les idiots, et de quelques établissements publics et privés pour le traitement médico-pédagogique ; il a été le promoteur dans le monde des spécialistes, des philanthropes, des juristes et des législateurs, d'un courant d'opinion d'où ne peuvent manquer de sortir des solutions pratiques et prochaines. En mettant au service de son œuvre les qualités qui, tôt ou tard, forcent le succès, l'obstination dans l'idée et l'infatigabilité dans l'effort, Bourneville méritera d'être tenu pour le père de l'assistance médico-pédagogique des enfants anormaux, dont Itard et Séguin furent les précurseurs.

LA LÉGISLATION

Cette œuvre médicale apparaît d'autant plus méritoire qu'elle s'est débattue jusqu'à ce jour dans un vide législatif à peu près complet.

La loi du 30 juin 1838 était restée muette sur la question des enfants dégénérés, prévoyant seulement, au point de vue des formalités d'admission et de sortie des aliénés, le cas où ceux-ci seraient mineurs.

Pour combler cette lacune, une ordonnance ministérielle intervint en 1840, qui décidait simplement que la loi était applicable aux idiots, imbéciles et crétins, et c'est à la faveur de cette ordonnance, sans caractère impératif, qu'ont pu s'organiser peu à peu, et avec combien de difficultés, les quelques établissements spéciaux et quartiers d'asile actuellement existants.

Il faut attendre jusqu'en 1884 pour voir se manifester, dans un acte législatif, la préoccupation de l'assistance et de l'éducation des enfants psychiquement anormaux. Le grand bienfaiteur de l'enfance malheureuse, Théophile Roussel, rapporteur au Sénat du projet de révision de la loi de 1838, déjà présentée à la Chambre des députés par Gambetta et Magnin en 1870, propose la disposition suivante dont le texte fut adopté en 1887 par le Sénat :

> Les aliénés réputés incurables, les idiots, les crétins..... peuvent être admis dans les asiles d'aliénés, tant qu'il n'a pas été pourvu à leur placement dans des maisons de refuge, des colonies ou autres établissements appropriés. L'État fera construire un ou plusieurs établissements spéciaux pour l'éducation des jeunes idiots ou crétins.

Revenu devant la Chambre des députés en 1889, ce projet — sur la proposition de Bourneville — fut, dans son article 1er, modifié sur un texte plus impératif et plus précis, stipulant que :

> Les asiles publics doivent comprendre deux quartiers annexes

destinés au traitement, l'un des épileptiques, l'autre des idiots et des crétins..... Dans un délai de dix ans, les départements devront ouvrir des établissements spéciaux ou des sections spéciales destinés au traitement et à l'éducation des enfants idiots, imbéciles, arriérés, crétins, épileptiques ou paralytiques. Plusieurs départements pourront se réunir pour créer ces établissements ou sections.

Ces propositions, défendues à nouveau par Bourneville devant le Conseil supérieur de révision de l'assistance publique en 1891, reprises successivement devant la Chambre des députés par Reinach en 1890, Lafont en 1891, augmentées, par la Commission du régime des aliénés, en 1894, de dispositions relatives aux colonies familiales pour déments séniles et idiots, remaniées en 1902 par Dubief — le rapporteur infatigable qui, depuis dix ans, s'efforce de faire aboutir la réforme de la loi de 1838 — ne parurent à l'ordre du jour de la Chambre qu'en 1907, et furent adoptées, après une discussion qui parut d'autant plus courte et incomplète, qu'elle était préparée et attendue depuis longtemps.

Le texte voté par la Chambre stipule, à l'article 2 :

Les asiles publics doivent comprendre, à défaut et dans l'attente d'asiles spéciaux, des quartiers annexes ou des divisions pour les épileptiques, les alcooliques, les idiots et les crétins.

Les alcooliques, les épileptiques, les idiots et les crétins continueront à être admis dans les asiles d'aliénés, en attendant l'ouverture d'asiles spéciaux.

Dans un délai de dix ans, les départements devront ouvrir des établissements spéciaux ou des sections spéciales destinées au traitement et à l'éducation des enfants idiots, imbéciles, arriérés, crétins ou épileptiques, et au traitement des buveurs. Plusieurs départements pourront se réunir pour créer ces établissements ou sections.

Et, à l'article 68 :

Des règlements d'administration publique détermineront : .....
5° Les conditions dans lesquelles pourront être admis et hospitalisés provisoirement dans les asiles d'aliénés, et plus tard dans les quartiers et établissements spéciaux, les épileptiques non aliénés, les idiots, les crétins et les buveurs.

Le projet de loi de 1907 — actuellement pendant devant le Sénat — ne comporte par ailleurs aucune disposition relative à la catégorisation et aux modes d'assistance des enfants anormaux. Comme fait nouveau, il consacre simplement l'incorporation de ces malades dans le régime légal des aliénés, et l'obligation pour les départements de leur assistance, de leur éducation et de leur traitement ; pour la mise en œuvre de cette assistance, il maintient, comme pour les aliénés, la faculté de l'entente interdépartementale et de la création d'établissements régionaux.

ACTION DES CONGRÈS ET DES ASSOCIATIONS

Cet acte législatif, dont on n'a pas été sans critiquer l'obscurité du fond et la confusion de la lettre, semble en effet bien insuffisant, si on le tient pour l'aboutissant du mouvement si actif qui, depuis quinze ans, s'est produit dans les congrès, associations, revues médicales et philanthropiques et dans toute la presse, en faveur de l'organisation de l'assistance des arriérés de toutes catégories.

Le rapport de Bourneville au *Congrès national d'assistance de Lyon*, en 1894, marquait le point de départ de ce mouvement. Les conclusions furent sanctionnées par le vœu :

Que le Parlement vote dans le plus bref délai possible le projet de loi tendant à la revision de la loi du 30 juin 1838 sur les aliénés et adopte l'obligation de l'assistance des enfants idiots et dégénérés, inscrite à l'article 1er du projet de loi adopté par la commission de la Chambre ; qu'il soit donné suite, par les administrations préfectorales, aux vœux adoptés par les conseils généraux d'un certain nombre de départements, tendant dès maintenant à la création d'asiles interdépartementaux ou de quartiers spéciaux pour cette catégorie d'enfants anormaux.

L'année suivante (1895), un nouveau débat sur la même question s'ouvrait à Bordeaux devant le *Congrès international pour la protection de l'enfance*, lequel adoptait le vœu proposé par Régis et Rousseau Saint-Philippe :

Que l'assistance des enfants arriérés, imbéciles, idiots, crétins, compris sous le terme commun de dégénérés, soit organisée au plus tôt par la création, en nombre suffisant et au moins dans les grands centres, d'établissements spéciaux analogues aux institutions de sourds-muets, ayant à la fois le caractère d'établissements de traitement et d'éducation.

Successivement, en 1896, 1898, 1900, la *Ligue de l'Enseignement* réclamait :

Que la loi de 1838 sur les aliénés soit revisée dans le plus bref délai en adoptant l'obligation de l'assistance et de l'éducation des enfants idiots et arriérés ; qu'il soit fait un recensement spécial de tous les enfants anormaux ; qu'il soit créé, pour les recevoir, un certain nombre d'établissements régionaux au moyen d'un prélèvement opéré annuellement sur les fonds du pari mutue'.

Avec les grandes réunions internationales de P ris, en 1900, le débat s'élargit encore et s'installe dans tous les milieux où l'on s'occupe de questions médicales et sociales.

La *Ligue française pour la défense des Droits de l'homme et du citoyen*, l'*Association française pour l'avancement des sciences*, le *Congrès d'anthropologie criminelle* d'Amsterdam, en 1901, émettent des vœux pressants en faveur de l'assistance et du traitement des enfants anormaux, et, en 1902, le *Congrès d'assistance familiale* d'Anvers, entrant plus avant dans la question, formule les premières données d'un programme d application en réclamant :

Qu'il soit créé, dans les écoles communales, des classes spéciales sous la surveillance de médecins ; que les instituteurs de ces écoles reçoivent de l'École normale des rudiments de psychiatrie ; que l'on établisse des colonies familiales avec des asiles-écoles où les enfants anormaux puissent, sous une direction médicale compétente, recevoir le traitement médico-pédagogique intégral, après avoir subi dans les écoles spéciales et les instituts médico-pédagogiques une période d'observation suffisante.

En 1902, sur la proposition du Dr Larrivé, le *Congrès des aliénistes* de Grenoble adopte un vœu analogue.

C'est au *Congrès national d'assistance de Bordeaux*, en 1903, que fut discutée avec le plus d'ampleur la question de l'assistance des anormaux psychiques et que, sur la proposition du Dr Jacquin, fut adoptée une suite de vœux qui constitue un véritable programme d'ensemble :

1° Qu'il soit fait un recensement de tous les enfants anormaux.

2° Que la loi du 28 mars 1882 reçoive son application intégrale non seulement au profit des jeunes aveugles et sourds-muets des deux sexes, mais encore en faveur des arriérés...... l'instruction comprenant un enseignement intellectuel et un enseignement professionnel.

3° Qu'une école normale destinée à former des candidats au professorat soit annexée....., à l'hospice de Bicêtre pour les arriérés.

4° Que tous les enfants anormaux des familles nécessiteuses reçoivent, à défaut d'autre assistance, l'assistance publique dans les mêmes conditions que les adultes (secours à domicile, placement familial, hospitalisation, etc.).

5° Que le Parlement vote, dans le plus bref délai possible, une disposition législative qui rende obligatoire l'assistance des enfants arriérés, idiots, épileptiques, etc.

6° Qu'il soit organisé, dans les grandes villes, soit indépendantes, soit annexées aux écoles primaires, des classes spéciales pour les enfants arriérés simples, et, s'il y a lieu, des internats de perfectionnement des arriérés et des instables.

7° Qu'il soit créé pour les idiots complets et les idiots intellectuels perfectibles, un certains nombre d'établissements régionaux ayant à la fois le caractère d'établissements de traitement et d'éducation (asiles-écoles ou instituts médico-pédagogiques) et pour les épileptiques, des colonies autonomes ou des quartiers annexés d'asile d'aliénés.

8° Que des écoles de préservation interdépartementales pratiques ou privées soient instituées en nombre suffisant avec la participation de l'Etat, pour le traitement et l'éducation des enfants instables et vicieux (arriérés normaux et dégénérés supérieurs).

Au *Congrès des aliénistes et neurologistes de Rennes* en 1905, Bourneville appuie ces revendications par un copieux recueil de documents cliniques, montrant les résultats curatifs obtenus chez les idiots par un traitement médico-pédagogique méthodique et longuement poursuivi.

La même année le *Congrès d'assistance familiale* de Liège adopte le vœu que la « loi prévoie et rende obligatoire l'éducation médico-pédagogique aux enfants anormaux et arriérés et la rattache à l'assistance familiale toutes les fois que possible ».

Le deuxième *Congrès international pour l'assistance des aliénés*, siégeant à Milan en 1906, propose a nouveau le programme de l'enseignement des arriérés dans les classes ou établissements spéciaux, et des idiots et imbéciles dans les instituts médico-pédagogiques.

En 1907, au *Congrès des aliénistes et neurologistes* de Genève, le Dr Bonnet expose les résultats encourageants d'un essai d'assistance familiale des arriérés de la Seine.

Enfin, le troisième *Congrès international pour l'assistance des aliénés*, qui se tiendra à Vienne d'ici quelques mois, a, comme ses devanciers, inscrit l'assistance des idiots, épileptiques et dégénérés, au nombre des grandes questions de son programme, avec le Dr Schiner (de Vienne) et le Dr Weygandt (de Würtzbourg) comme rapporteurs.

Le problème de l'assistance des enfants anormaux ne se pose pas seulement dans les assises périodiques des Congrès nationaux ou internationaux. Il devient un aliment de discussion dans tous les milieux et, dans ces dernières années, il n'est point, sans doute une association philanthropique, ou scientifique, pas une revue médicale, pas un organe de la grande Presse, en France comme à l'étranger, qui n'ait, par la plume ou la parole de ses plus autorisés collaborateurs, apporté sa contribution à l'étude de cette grave question — considérée soit dans son ensemble, soit aux points de vue spéciaux de la clinique, de la statistique, de la médecine légale, de la thérapeutique individuelle ou de la défense collective.

II

DÉFINITIONS, DESCRIPTIONS ET CLASSEMENTS

AU POINT DE VUE CLINIQUE

On entend généralement par anormaux psychiques, ou arriérés, « tous les enfants atteints à des degrés divers d'infériorité ou de déficience intellectuelle, depuis l'idiot végétatif jusqu'au simple débile qui confine à l'enfant normal le moins bien doué (Jacquin), et, à défaut de critère anatomo-pathologique, l'anormalité psychique ou arriération peut être définie, avec Bourneville, « un syndrome morbide qui consiste en un arrêt de développement congénital ou acquis des facultés intellectuelles, morales et affectives, simple ou compliqué (paralysie, épilepsie, chorée, rachitisme, scrofule, surdi-mutité etc.), accompagné ou non de perversion des instincts ».

C'est Sauvages qui, le premier dans la littérature médicale du XVIIIe siècle, paraît avoir décrit et tenté de classer les diverses formes d'infirmités psychiques congénitales. Dans sa *Nosologia-méthodica* il en faisait le groupe *Amentia*, comprenant les *amentes*, les *démentes* et les *imbéciles*.

Pinel et Fodéré, sous le terme général et nouveau d'*idiotisme*, rangeaient tous les degrés d'oblitération des facultés intellectuelles et affectives, qu'un peu plus tard Esquirol divisait en deux grandes formes, l'imbécilité et l'idiotie.

Belhomme, dans son célèbre *Essai sur l'Idiotie*, et à sa suite Ferrus, Foville, Félix Voisin, reconnaissent trois degrés d'imbécilité et deux degrés d'idiotie, et Dubois (d'Amiens), dans ses *Nouvelles inductions philosophiques*, divise « les idiots en trois classes et cela sans exception, à quelque variété des auteurs qu'ils appartiennent, qu'ils soient crétins, cagneux, imbéciles, capots, colibets, galets etc. ». Dans la première sont compris les idiots, qui présentent le plus haut degré d'abrutissement et sont réduits à l'automatisme ; dans la deuxième, ceux qui ne possèdent que des instincts ; le troisième comprend ceux qui possèdent à la fois des instincts et des déterminations raisonnables.

Bourneville a conservé dans ses descriptions, le terme générique d'*idiotie*, avec les variétés : idiotie complète ou du 2e degré, idiotie profonde ou du 1er degré, imbécilité proprement dite, imbécilité légère ou arriération intellectuelle simple, instabilité mentale simple ou liée à l'imbécilité et à l'arriération.

Avec Magnan, Legrain, Thulié, Régis, les anormaux psychiques, constituent le groupe des *Dégénérés inférieurs* et avec Blin celui des *Débiles mentaux.* Sollier dans sa *Psychologie de l'Idiot et de l'Imbécile*, laissant de côté, comme nous, les simples d'esprit ou arriérés, classe les dégénérés en trois catégories, en prenant comme critère symptomatique, l'attention, qu'il tient pour la « clef de voûte du développement intellectuel » : l'idiotie absolue, caractérisée par l'absence complète et l'impossibilité de l'attention, l'idiotie simple (faiblesse et difficulté de l'attention), l'imbécilité (instabilité de l'attention).

Depuis quelques années des essais de classement plus analytiques ont été proposés par certains cliniciens. Grozmann divise les enfants psychiquement anormaux en cinq classes : 1° les anormaux de naissance (idiots, imbéciles, fous criminels et pervertis moraux) ; 2° les anormaux atteints d'anomalies congénitales (épileptiques, aveugles et sourds-muets) ; 3° les anormaux atteints d'arrêt de développement ; 4° les atypiques, déviés du type moyen comprenant les névropathes et neurasthéniques et les atypiques à développement retardé ; 5° les pseudo-atypiques (maladies accidentelles, croissance trop rapide, éducation difficile etc). Les trois premières classes constitueraient vraiment le groupe pathologique, dans lequel le traitement est beaucoup moins efficace que chez les atypiques, qui doivent être traités de bonne heure.

Dans ce travail, comme dans un certain nombre de plus récents, se manifeste une tendance à distinguer dans l'anormalité psychique deux groupes distincts : le groupe pathologique et le groupe atypique. Grozmann, cependant, reconnait pour l'un comme pour l'autre la nécessité et l'utilité du traitement médico-pédagogique, ce qui implique pour tous l'idée de maladie.

En 1905, au *Congrès des aliénistes et neurologistes* de Rennes, le Dr Dide proposa une nouvelle classification des maladies mentales, dans laquelle une classe spéciale des états congénitaux comprend, sous le terme générique d'*Agnésies psychiques*, l'idiotie, l'imbécilité, la débilité mentale, la débilité morale et les obsédés impulsifs.

Le Dr Decroly, dans un travail paru en 1905 dans le *Bulletin de la Société de médecine mentale de Belgique*, critiquait les différentes classifications proposées jusqu'alors : étiologiques, morphologiques, symptomolagiques et mixtes, dont il montrait l'insuffisance et l'obscurité particulièrement pour les formes légères de l'anormalité mentale et morale. Il rejettait aussi bien la *dégénérescence* que l'*arriération* et l'*anormalité*, dont les descriptions et les classements sont disparates et insuperposables.

Reconnaissant la supériorité du critère psychologique, il admettrait que tous ces états sont des *irrégularités*, dues surtout à des influences de milieu. Les irréguliers se diviseraient en irréguliers pour causes intrinsèques et irréguliers pour causes extrinsèques. Dans les premiers prendraient place les irréguliers des fonctions végétatives et les irréguliers des fonctions de relation. Ces derniers, qui seuls nous intéressent ici, se subdiviseraient en irréguliers des sens, des mouvements, irréguliers mentaux et affectifs ; les irréguliers extrinsèques étant ceux qui ne sont atteints d'aucune anomalie personnelle et dont l'irrégularité est seulement sous l'influence du milieu familial, scolaire ou social.

Déjà en 1902, au cours d'un article de la *Revue de Psychiatrie* sur les débilités mentales, le Dr Blin déplorait les inconvénients d'une terminologie, qui se fait de plus en plus complexe et demandait qu'un Congrès ou une société savante autorisée fut appelée à arrêter un classement méthodique des enfants psychiquement anormaux.

Dans un livre récent sur les *Enfants anormaux*, d'allure semi-officielle, et sous le couvert d'une très haute et très estimée personnalité du monde philanthropique, MM. Binet et Simon font état de cette confusion terminologique reconnue par les spécialistes, pour démontrer l'erreur des doctrines classiques et l'inanité de l'œuvre des aliénistes dans l'assistance des anormaux psychiques. Raillant légèrement les médecins aliénistes — n'oublions pas que l'un d'eux est aliéniste — MM. Binet et Simon rapportent qu'ils ont comparé plusieurs centaines de diagnostics, portés sur les mêmes enfants par les médecins de Sainte-Anne, de Bicêtre, de la Salpêtrière et de Vaucluse et que « sans exagération ils se ressemblaient autant que si on les avait tirés au hasard d'un sac », et ils proclament que, pour sortir de cette confusion, il suffit d'adopter les conventions suivantes, qu'ils considèrent comme la base d'une doctrine nouvelle « beaucoup plus rapprochée de la vérité » :

Les anormaux psychiques se divisent en deux catégories : les *arriérés* et les *instables*. Les arriérés (ceux qui nous intéressent ici) se subdivisent eux-mêmes en idiots, imbéciles et débiles.

Est idiot, tout enfant qui n'arrive pas à communiquer par la parole avec ses semblables.

Est imbécile, tout enfant qui n'arrive pas à communiquer par écrit avec ses semblables.

Est débile, tout enfant qui sait communiquer avec ses semblables par la parole et par écrit, mais qui montre un retard de deux ou trois ans dans le cours de ses études.

MM. Binet et Simon, forts de ce que nous n'avons point de connaissances précises sur les lésions pathognomoniques des divers états d'arriération psychique, s'élèvent contre les prétentions médicales qui rapportent ces états à des maladies définies. — « Nous nous en tenons, disent-ils, à la formule provisoire suivante : l'arriération et l'imbécilité sont des états mentaux particuliers, qu'il est fréquemment impossible de rattacher à des états pathologiques déterminés. » Par ailleurs, ils déclarent : « L'anormal ne ressemble nullement à un normal ralenti ou arrêté dans son développement ; il n'est pas inférieur en degré, il est autre. » Et plus loin : « L'anormal présente le plus souvent trois caractères : 1° un retard de développement ; 2° un défaut d'équilibre ; 3° un trouble à cachet pathologique des facultés mentales. »

Les aliénistes ne seront pas seuls à relever l'obscurité et la contradiction de ces formules et à estimer qu'une doctrine qui établit qu'un enfant est idiot pendant tout le temps qu'il ne sait pas parler, ou imbécile pendant tout le temps qu'il ne sait pas écrire et conséquemment, cesse d'être idiot ou imbécile le jour où il parvient à parler ou à écrire, peut être tenue pour nouvelle et originale, mais qu'elle n'est point de nature à jeter une vive lumière dans les questions qui se rapportent à la clinique, ni au traitement, ni même à la psychologie des enfants anormaux.

En vérité, ce qui se dégage du livre de MM. Binet et Simon, ce n'est pas une doctrine, mais une thèse, laquelle peut se résumer : L'anormalité psychique comprend deux degrés, le premier, l'arriération due à des lésions anatomiques définitives contre lesquelles il n'y a rien à faire, n'est justiciable d'aucun traitement et ne relève plus de la médecine ; le deuxième, l'instabilité, état particulier, non pathologique, appartient exclusivement à la pédago-psychologie et non à la médecine. En l'état actuel, c'est moins qu'une thèse, c'est une hypothèse à laquelle s'oppose jusqu'à nouvel ordre cette opinion qui a pour elle l'expérience et le temps : L'état de santé, aussi bien au point de vue psychique qu'au point de vue physique, c'est l'état normal ; l'anormal psychique à tous les degrés est donc un malade qui relève de la médecine et qui doit être traité médicalement.

Sans doute, il est fâcheux que la classification des anormaux psychiques ne soit pas enfermée dans un cadre précis et dans une terminologie rigoureuse. Mais, à tout bien prendre, et malgré une synonymie inévitable, elle n'est point tellement confuse qu'il soit impossible de s'y reconnaître. Les anormaux psychiques sont, par les médecins, qualifiés *débiles*, *arriérés* ou *dégénérés*, selon la prédominance du critère considéré : symptômes, évolution ou étiologie. Il suffirait, peut-être, de renoncer, dans ces appellations génériques, au mot *débiles*, et de différencier les mots *arriérés* et *dégénérés*, pour obtenir, dans la classification tout entière, une fixité terminologique acceptable par tous.

Les anormaux psychiques forment deux grands groupes entre lesquels la transition est difficile à établir au point de vue symptômatique, mais qui se différencient nettement par le caractère des réactions. Les uns, les moins atteints, sont et restent sociables, et sont susceptibles d'être éduqués par des moyens spéciaux dans la vie ordinaire ; on pourrait les désigner, et eux seulement, par le terme *Arriérés*, ainsi que vient de le proposer la *Commission de l'instruction publique*, chargée d'étudier le projet de loi relatif à leur enseignement ; les autres, les plus malades, les insociables, dont le traitement comporte des mesures de surveillance et de restriction, seraient appelés *Dégénérés*, ainsi qu'il est déjà fait par des aliénistes des plus autorisés.

Le groupe des dégénérés peut se diviser en deux classes :

1° Les *imbéciles*, qui jouissent de toute la gamme des facultés de relation, dont les anomalies anatomo-morphologiques sont peu accentuées, mais dont les facultés psychiques, soit dans la sphère intellectuelle, soit dans la sphère morale, soit dans la sphère effective, présentent des troubles quantitatifs et qualitatifs dont le caractère est la forme *lacunaire*.

2° Les *idiots*, qui sont privés de tout ou partie des facultés de relation, dont les anomalies anatomo-morphologiques sont plus ou moins accentuées et généralisées et dont les facultés psychiques présentent des troubles quantitatifs et qualitatifs à forme *globale*.

Chacune de ces deux classes comprend deux genres, différenciés par le degré de gravité de leurs caractères pathologiques, et chaque genre se divise en variétés, d'après la prédominance des troubles qualitatifs chez les imbéciles ou des causes étiologiques chez les idiots. On distingue ainsi chez les *imbéciles du 1er degré*, selon que les lacunes intéressent surtout l'attention, la réflexion, l'affectivité ou la volonté, les instables, les indisciplinés, les pervers; chez les *imbéciles du 2e degré*, les impulsifs, les amoraux, les apathiques; chez les *idiots du 1er degré*, les idiots hydrocéphales, microcéphales et myxoédémateux; chez les *idiots du 2e degré*, les idiot congénitaux et les idiots par lésions acquises.

GROUPES	CLASSES	GENRES	VARIÉTÉS
Arriérés..			
DÉGÉNÉRÉS	Imbéciles.	Imbéciles du 1er degré.	Instables. Indisciplinés. Pervers.
		Imbéciles du 2e degré.	Impulsifs. Amoraux. Apathiques.
	Idiots.	Idiots du 1er degré	Hydrocéphales. Microcéphales. Myxoédémateux.
		Idiots du 2e degré	Congénitaux par lésions acquises.

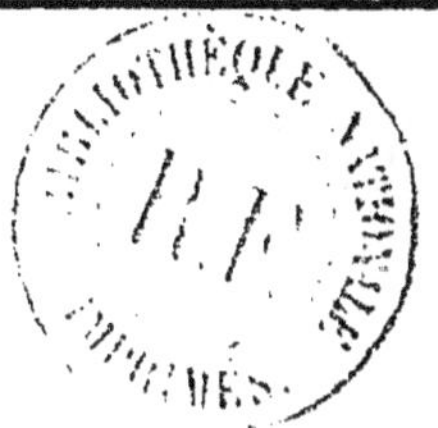

AU POINT DE VUE DES MODES D'ASSISTANCE

La connaissance des degrés de sociabilité, d'éducabilité et de curabilité, qui découle des caractères cliniques, conduit à la détermination des modes d'assistance et de traitement médico-pédagogique pour chacune des variétés d'enfants psychiquement anormaux.

Au premier échelon de l'anormalité, les *arriérés*, dont les travaux récents du *Comité girondin de l'Alliance d'hygiène sociale* et du *Groupe régional lyonnais pour l'étude et la protection de l'enfance anormale*, ont montré l'importance numérique, dont le régime scolaire a fait l'objet de remarquables études du docteur Manheimer-Gomez dans la *Revue pédagogique*, de M. Baguer dans la *Revue philanthropique*, du professeur Régis dans un *Rapport à la municipalité de Bordeaux* — et dont un récent projet de loi détermine les modes d'éducation — forment le groupe des *anormaux d'école* (Régis).

A l'autre extrémité de l'échelle des anormaux, les idiots du deuxième degré, définitivement insociables et incurables, compliqués ou non de troubles névrosiques ou paralytiques, relèvent de l'assistance pure et simple, dans des établissements à caractère d'hospice. Ce sont les *anormaux d'hospice* ou *d'asile* (Régis).

Entre ces deux extrêmes sont les imbéciles du premier et du deuxième degré, et les idiots du premier degré dont le double caractère est l'insociabilité avec perfectibilité, et à qui doit être assuré, avec l'assistance, le traitement médico-pédagogique. Ce sont les *anormaux d'hôpital*.

Dans ce dernier groupe, l'observation et les résultats du traitement conduisent à la détermination de deux catégories nouvelles : 1° ceux qui d'emblée ou progressivement manifestent des tendances vicieuses et des perversions graves, incorrigibles par les moyens de douceur, susceptibles de corrompre leur entourage, et justifient l'application d'une surveillance et de méthodes de redressement spéciales : ce sont les *anormaux de maison de réforme* (Régis) ; — 2° d'autres sur qui le traitement est resté impuissant ou a produit tout son effet utile et qui, tout en restant insociables, peuvent être occupés, utilisés sous une surveillance moins étroite et avec la jouissance d'une liberté relative : on peut les désigner sous le nom d'*anormaux de colonie*.

Classement par modes d'assistance des enfants psychiquement anormaux.

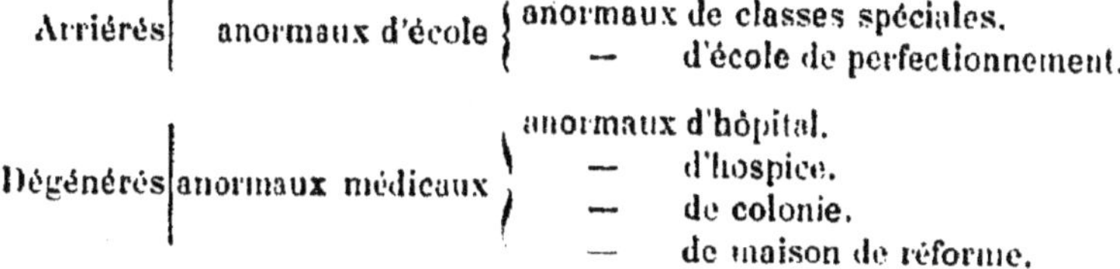

Arriérés	anormaux d'école	anormaux de classes spéciales.
		— d'école de perfectionnement.
Dégénérés	anormaux médicaux	anormaux d'hôpital.
		— d'hospice.
		— de colonie.
		— de maison de réforme.

III

STATISTIQUE

Si l'accord n'est point fait en France sur le classement des anormaux psychiques, la controverse est encore plus vive sur la question de statistique.

Jusqu'à ces dernières années, l'évaluation du nombre des anormaux ne reposait que sur quelques dénombrements partiels et sur des déductions incertaines.

Il y a quarante ans, Baillarger évaluait à 120,000 le nombre des idiots et des crétins de notre pays.

En 1874, les inspecteurs généraux des services d'aliénés l'estimaient à 35,139 seulement, et, en 1896, les docteurs Couëtoux et Hamon du Fougeray, s'appuyant sur les résultats des Conseils de révision, admettaient le nombre approximatif de 50,000.

L'enquête officielle du ministère de l'Intérieur faite en 1905, comme suite aux vœux formulés successivement en 1900 par le *Congrès de la Ligue de l'Enseignement* et en 1902 par le *Congrès national d'Assistance*, relevait sur une population totale de 5,015,416 enfants, 31,791 anormaux de toutes catégories, dont 7,984 anormaux médicaux mineurs, y compris les épileptiques, hystériques, choréiques, paralytiques et pervertis. Sur ce nombre, 1,223 étaient hospitalisés dans les asiles d'aliénés.

Les chiffres recueillis à l'étranger présentent les mêmes variations. Une statistique dressée en 1897 par Ganguillet, pour la Suisse, indique que sur 400,000 enfants d'âge scolaire, il existait 13,155 anormaux, dont 7,667 faibles d'esprit, parmi lesquels 2,615 appartenaient au groupe des idiots, imbéciles et crétins, soit plus de 6 pour 1,000. Au *Congrès d'Anvers* de 1902, le professeur Demoor, d'après le tableau de Kohlmann, attribuait à la France 1 idiot pour 1,000 habitants, 1,3 pour 1,000 à l'Ecosse, à la Prusse et aux Etats-Unis. En Wurtemberg et en Hanovre, on compterait 1 idiot pour 3 à 4,000 habitants; dans certaines autres régions de l'Allemagne il y en aurait jusqu'à 1 pour 5 à 600 habitants ; 1 pour 600 en Danemark.

Ces écarts énormes d'évaluation à l'étranger, comme en France, résultant sans doute, pour une part, d'une insuffisance de rigueur et de comparaison dans les moyens de recherche, mais ils paraissent dépendre surtout du manque d'uniformité dans les catégories et les âges des recensés. Les chiffres de Baillarger s'appliquaient à tous les sujets, enfants et adultes ; ceux de Bourneville à tous les enfants de 0 à 16 ans ; l'enquête du ministère de l'Intérieur englobe tous les anormaux mineurs. Il n'y a peut-être, entre toutes ces évaluations, qu'une apparente contradiction, mais sûrement une cause fâcheuse d'incertitude au point de vue de la solution pratique du problème de l'assistance des anormaux psychiques.

Pour établir des statistiques superposables et probantes, il serait utile, après avoir arrêté dans sa lettre le classement, de s'entendre sur les limites d'âge qui doivent circonscrire l'enfance psychiquement anormale et assistable.

Bourneville et ses élèves estiment nettement que l'assistance et le traitement médico-pédagogique, doivent être assurés à l'enfant aussitôt que possible, dès l'âge de deux ans. Cette opinion n'est point discutable théoriquement : le jeune arbre qui pousse mal et se déforme doit être pourvu d'un tuteur dès que son défaut de développement est constaté. Pratiquement, il peut être fait de sérieuses objections à cette manière de voir.

L'enfant qui, à deux ans, ne marche pas, ne parle pas, est certainement un retardé, mais, outre qu'il est difficile de le classer, il peut arriver qu'il reprenne sa marche normale et rattrape le temps perdu. S'il est facilement diagnosticable, c'est qu'il s'impose pour un idiot profond, inaccessible au traitement, et le retard apporté à son hospitalisation ne saurait guère lui être préjudiciable. S'il est d'un degré moins avancé, que peut-on faire mieux que de lui assurer des soins spéciaux de propreté, d'hygiène alimentaire, et chercher à fixer son attention et à éveiller son observation par des moyens que peut seule inspirer l'affection maternelle, et qui échappent au médecin le plus expert aussi bien qu'à l'infirmière la plus dévouée. Sans doute, il y a des cas où c'est un devoir d'humanité d'enlever l'enfant dégénéré à sa famille qui n'est pas en situation de le soigner, ou qui le néglige, ou même qui le prend en aversion ; mais, d'une façon générale, n'y aurait-il pas lieu d'imiter la chirurgie qui, pour la réparation des anomalies physiques, attend que l'enfant ait acquis un certain développement, une certaine consistance.....

Certains spécialistes admettent que dans la majorité des cas l'assistance et le traitement médico-pédagogique ne sont vraiment utiles, pratiquement possibles qu'à l'âge de cinq ou six ans, et que, sous la forme spéciale qu'ils doivent affecter, ils ne sont plus nécessaires après l'âge de seize ans. Nous penchons pour cette opinion et nous limitons à la période décennale qui s'étend de six à seize ans le temps pendant lequel l'enfance psychiquement anormale doit être assistée et éduquée.

Nous avons essayé d'apporter un contingent personnel à la solution de cette question indécise de la statistique. Avec le concours d'un Préfet aussi averti que bienveillant — à qui nous avons l'agréable devoir de rendre ici un hommage respectueux et reconnaissant — et par l'intermédiaire des maires et des instituteurs, nous avons fait, dans les 836 communes du département de la Somme comptant 532,567 habitants, le recensement spécial du groupe des anormaux, qui nous intéresse, des *dégénérés* (imbéciles et idiots, de 6 à 16 ans), en les distinguant en *perfectibles* et *imperfectibles*. Les résultats se chiffrent comme suit :

Imbéciles et idiots. .	151	Perfectibles. . .	82
		Imperfectibles .	70

Ils sont contestables et critiquables assurément, comme tous ceux qui sont obtenus dans les conditions semblables, et pour les mêmes raisons que chacun connaît.

Nous inclinons cependant à croire qu'en raison de la variété des éléments sur lesquels elle porte (grands centres industriels, populations agricole et maritime) et du taux noso-étiologique moyen de ces éléments (alcoolisme, hérédité, climatité), qu'en raison aussi du contrôle personnel auquel nous l'avons soumise sur certains points, cette statistique est susceptible de donner des indications sérieuses non seulement au point de vue du milieu dans lequel elle a été faite, mais encore au point de vue d'une évaluation générale.

Il y a bien un certain nombre d'anormaux qui, pour diverses causes, n'ont pas été compris dans ce recensement, mais leur nombre paraît être compensé par celui des enfants indiqués comme imbéciles perfectibles et qui pourraient — d'après ce que nous avons pu voir — être rangés parmi les anormaux d'école.

Intentionnellement, pour ne pas prêter à confusion dans les réponses, notre enquête ne demandait pas que les *vicieux* fussent indiqués à part. Quelques correspondants ont fait la distinction. La recherche que nous avons faite dans les centres les plus populeux, comparée aux renseignements qui nous ont été fournis gracieusement par un certain nombre de collègues, entre autres les Drs Boiteux et Masselon (de Clermont), permettent de supposer que la part de cette variété, relativement au nombre total des dégénérés, est d'environ 6 %.

En admettant que ces données statistiques méritent d'être tenues comme exprimant la moyenne de toutes les régions, il y aurait donc en France 11,260 enfants psychiquement anormaux et insociables (imbéciles et idiots de 6 à 16 ans), se décomposant en 6,074 perfectibles et 5,186 imperfectibles, et comprenant environ 7 à 800 vicieux, auxquels il y aurait lieu d'ajouter les 2,000 ou 3,000 individus des mêmes catégories, actuellement hospitalisés dans les divers établissements publics ou privés.

Nous n'avons point la prétention d'établir par ces chiffres le bilan actuel de l'anormalité psychique en France. Mais comme — ainsi que le fait remarquer très judicieusement Régis dans son étude sur le programme d'éducation des anormaux d'école de Bordeaux — il est impossible de dresser un programme d'assistance méthodique, autrement que sur des prévisions de chiffres, nous admettrons, pour la suite — qu'il y a en France, à l'heure actuelle, 15,000 enfants dégénérés, dont 7,000 imbéciles et idiots perfectibles, 7,000 idiots imperfectibles et 1,000 vicieux.

IV

ÉTAT ACTUEL DE L'ASSISTANCE DES ENFANTS PSYCHIQUEMENT ANORMAUX

A L'ÉTRANGER

Dans les travaux qu'ils ont publiés sur l'assistance des aliénés et des anormaux psychiques, Sérieux, Blin, Jacquin, Demoor, Régis, Chazal, ont exposé les progrès réalisés dans les différents pays d'Europe et d'Amérique. Ces progrès, remarquablement rapides dans les régions du nord, surtout en Allemagne, ont depuis quelques années gagné les pays du sud et se sont développés jusqu'au Japon et en Australie.

Allemagne. — L'assistance des idiots de tous degrés, déjà en partie assurée par les œuvres des pasteurs, a été rendue obligatoire par une loi de 1891 et imposée aux *Bureaux de bienfaisance régionaux*. L'application de la loi s'est poursuivie avec activité dans toutes les provinces de l'Empire. En 1895, on comptait en Allemage 46 asiles spéciaux ; en 1902, 103 asiles avec 20,112 malades et 3,742 employés. Aujourd'hui, l'organisation hospitalière complète (asiles, hôpitaux, colonies) est en état d'assurer l'assistance et le traitement médico-pédagogique au plus grand nombre, sinon à la totalité, des anormaux psychiques insociables.

Tout d'abord, le traitement était plus pédagogique que médical ; mais l'expérience ayant montré — conformément aux vues de Krayatsch (1895) — que l'éducation des faibles d'esprit est une œuvre *essentiellement médicale*, tous les établissements sont aujourd'hui dirigés par des médecins aliénistes ayant sous leurs ordres des instituteurs spécialisés et sont divisés en sections distinctes pour les *éducables* et les *non éducables*. Les enfants sont confiés aux soins d'infirmiers diplômés ; les garçons les plus âgés à des infirmiers. Les éducables sont répartis en classes de 20 élèves environ, dirigées par des instituteurs spécialisés. Ils sont, suivant leurs aptitudes, entraînés aux travaux manuels et à l'agriculture par des chefs ouvriers, soit dans des ateliers (cordonnerie, menuiserie, reliure, vannerie, couture), soit dans la grande culture et la culture maraîchère, d'abord dans les dépendances et sous la surveillance étroite du personnel, puis dans des colonies avoisinant les établissements. — Ceux qui sont suffisamment éduqués sont employés chez les particuliers de la région et restent sous la surveillance des inspecteurs ; d'autres, en assez grand nombre, sont, par les soins des *sociétés de patronage*, placés comme ouvriers ou domestiques dans les régions avoisinantes. Les uns et les autres restent sous la tutelle directe du pasteur, du médecin ou de l'instituteur du pays, et sous la surveillance indirecte des médecins de l'asile le plus rapproché, qui sont chargés de les visiter périodiquement.

Dans son magistral rapport de 1903, Sérieux résume ainsi l'organisation de l'asile provincial d'idiots de Langenhagen, qui peut être cité comme un modèle du genre, et qui comptait, au 1er février 1898, 670 malades (396 garçons, 274 filles) dont 144 épileptiques.

Le personnel médical se compose de 1 médecin en chef directeur, 1 médecin en second et 2 médecins assistants.

Le domaine cultural est de 107 hectares. L'âge de la plupart des malades varie de 5 à 15 ans ; mais on garde certains sujets ayant dépassé cet âge. On les utilise pour les travaux agricoles et dans les nombreux ateliers. 200 enfants suivent les cours ; ils sont répartis en 10 classes ; la classe supérieure ne compte que 10 élèves. Le personnel enseignant se compose de 3 instituteurs et 5 institutrices. Le personnel de surveillance est dans la proportion de 1 pour 10 pour les enfants éducables et de 1 pour 6 pour les enfants non éducables. Les infirmiers couchent dans les dortoirs des malades. Un pavillon est réservé aux agités et aux maladies intercurrentes. Il existe des chambres d'isolement pour contagieux.

Grande Bretagne. — En 1894, il existait 6 asiles publics et 3 établissements privés pour idiots de tous les degrés. Depuis la loi de 1899 — qui rend obligatoire l'examen régulier des anormaux des écoles — de nouveaux établissements ont été fondés, dans lesquels est appliqué un traitement médico-pédagogique, à la fois physique-médical, mental et moral.

Etats-Unis d'Amérique. — Les premiers essai d'éducation remontent à 1818, et la première institution d'Etat, à la suite de la campagne de Séguin, fût fondé en 1848, dans le Massachussett. En 1892, 6,044 enfants, imbéciles et idiots, étaient assistés et éduqués dans 20 établissements analogues. En 1901, le nombre des institutions s'élevait à 200 environ : dans tous, le traitement médico-pédagogique était appliqué, suivant la même méthode, comportant l'éducation professionnelle.

Italie. — Un certain nombre d'asiles — les plus importants — comprennent une section spéciale pour les enfants anormaux avec traitement médico-pédagogique. Depuis 1889, une douzaine d'instituts médico-pédagogiques, dirigés par des aliénistes, ont été ouverts dans les principales villes ; de plus, *l'association pour le traitement médico-pédagogique des anormaux* a fondé à Rome 3 asiles-écoles, qui sont dirigés par des instituteurs, sous la surveillance de médecins spécialistes.

Belgique. — Des progrès très remarquables ont été réalisés depuis quelques années dans ce pays, où un grand nombre d'imbéciles et d'idiots inoffensifs sont assistés dans les colonies familiales de Ghéel et de Lierneux, et qui compte plusieurs grands établissements avec traitement médico-pédagogique ; entre autres à Bruxelles, Anvers et Gand. Pour assurer le traitement méthodique des arriérés, des cours de pédagogie spéciale sont professés par Demoor à Bruxelles et Jonckheere à Anvers. La *Société protectrice de l'Enfance anormale* exerce une surveillance active sur les enfants sortis des écoles et asiles spéciaux.

Suisse. — En ce pays où l'Etat n'est pas roi, et où l'iniative individuelle ou corporative sait faire des merveilles, il a été fondé, depuis la première école médico-pédagogique qui date de 1848, plus de 20 établissements similaires, dus pour la plupart à l'initiative privée.

Pays du Nord. — En Danemark, en Suède, en Norwège et en Hollande, l'assistance et le traitement méthodique des anormaux psychiques de tous les degrés, se sont progressivement organisés depuis 50 ans sous l'impulsion d'œuvres privées et avec le secours de l'Etat. Ils comportent tous les modes d'établissements, (asiles, instituts, colonies) et l'enseignement spécial par des médecins et des instituteurs spécialisés. En Danemark, conformément au programme de Keller, le régime d'assistance comprend des *stations d'essai*, par lesquelles doivent passer tous les anormaux psychiques et d'où ils sont envoyés — d'après le caractère et le degré de leur état mental — dans les établissements qui leur conviennent.

En Russie. — En dehors des asiles assez nombreux organisés par les œuvres pieuses, qui assistent les imbéciles et les idiots et ne les traitent que par des pratiques religieuses dans l'amour de Dieu et de la Sainte Vierge, il n'existe qu'un très petit nombre d'établissements pour les arriérés — la plupart dus à des fondations ou à des libéralités — dont le premier, fondé à Riga, date de 1854. On peut encore citer les instituts de Kieff et de Saint-Pétersbourg, où est appliqué le traitement médico-pédagogique, selon la méthode de Séguin et de Bourneville.

Chazal signale — pour terminer cette revue — qu'il existe une école spéciale pour anormaux à Tokio, une institution privée du même genre à Melbourne et qu'en Espagne — si l'ère des réalisations pratiques n'y est pas encore ouverte — il vient de se créer sur l'initiative de M. Francisco Pereira une *Association pour l'étude, la protection et l'éducation des enfants anormaux*, dont il est permis d'attendre des résultats prochains.

EN FRANCE

L'assistance des enfants anormaux psychiques ayant jusqu'à ce jour été ignorée de la loi, il n'y a point lieu de s'étonner que nous nous trouvions aujourd'hui, au point de vue de son organisation, au dernier rang des pays d'Europe.

Au congrès de 1894 à Lyon, Bourneville présentait avec tristesse le bilan misérable de cette assistance. En 1903, Jacquin au congrès de Bordeaux, discrètement mais non sans mélancolie, constatait le peu de chemin parcouru pendant les dix dernières années. L'enquête du ministère de l'intérieur en 1905, et celle que nous avons faite nous-même au commencement de cette année, montrent que dans cette dernière période lustrale, comme dans les cycles précédents, il n'a été fait rien ou presque rien dans le sens des œuvres pratiques d'assistance et d'éducation des anormaux psychiques.

Etablissements publics. — Dans le département de la Seine — qui seul possède une organisation complète — les anormaux psychiques insociables sont assistés, soit dans des établissements autonomes, soit dans des quartiers spéciaux annexés aux asiles d'aliénés, ce sont : 1° La fondation Vallée (234 lits) pour les filles, annexée à l'hospice de Bicêtre ; 2° la colonie de Vaucluse (282 lits) annexée à l'asile du même nom en Seine-et-Oise, pour les garçons ; 3° l'hospice de la Salpêtrière, un quartier spécial de 120 lits pour les filles ; 4° l'hospice de Bicêtre, un quartier spécial de 408 lits pour les garçons ; 5° les colonies familiales de Dun-sur-Auron (Cher) et Ainay-le-Château (Allier) où 28 dégénérés des deux sexes sont depuis peu placés chez les nourriciers à titre d'essai. Dans tous ces établissements — sauf les colonies familiales — le traitement médico-pédagogique est institué avec enseignement professionnel à Bicêtre et à la Salpêtrière et travail agricole à Vaucluse. Il est appliqué par des médecins aliénistes, assistés d'instituteurs, l'administration et la direction étant entre les mains de fonctionnaires exclusivement administratifs.

Au total, le département de la Seine peut assurer le traitement de 1,050 enfants dégénérés.

Les autres départements ne sont pourvus que de moyens d'assistance généralement rudimentaires et qui manquent même dans le plus grand nombre. On n'y rencontre aucun hôpital ou institut spécial. L'assistance des enfants dégénérés — dans les départements où elle est pratiquée — est rattachée à l'asile d'aliénés.

Au 31 décembre 1903, d'après l'enquête de Bourneville, sur 74 établissements (asiles publics, asiles privés faisant fonctions d'asiles publics et quartiers d'hospice) 9 ne recevaient pas d'enfants, les autres hospitalisaient un total de 1,206 idiots et épileptiques au-dessous de 18 ans, quelques-uns dans des quartiers spéciaux. Dans 9 asiles, les enfants recevaient, sans méthode spéciale, des soins particuliers avec quelques rudiments d'instruction : 4 établissements seulement, les asiles de Saint-Yon et Quatre-Mares (Seine-Inférieure), de Clermont (Oise), de Château-Picon (Gironde) étaient dotés de pavillons particuliers avec traitement médico-pédagogique.

Une enquête que M. le Préfet de la Somme a bien voulu

faire, sur notre demande, au mois de janvier 1908 pour établir le nombre des enfants dégénérés de 6 à 16 ans hospitalisés dans tous les départements a donné les résultats suivants :

DÉPARTEMENTS	ÉTABLISSEMENTS	NOMBRE DES ENFANTS HOSPITALISÉS avec traitement médico-pédagogique	sans traitement spécial
Aude	Asile de Limoux	11	»
Bouches-du-Rhône	Asile Saint-Pierre	»	18
Allier	Asile de Moulins	»	30
Deux-Sèvres	Asile de la Providence	»	70
Loiret	Quartier hospice Orléans	»	15
Loir-et-Cher	Asile de Blois	»	30
Ille-et-Vilaine	Asile de Rennes	25	»
Jura	Asile Saint-Ylie	»	15
Oise	Asile de Clermont	100	»
Maine-et-Loire	Asile Sainte-Gemme	12	»
Var	Asile de Pierrefeu	13	»
Yonne	Institut de redressement physique et intellectuel de Quarré-les-Tombes et Avallon	104	»
Pas-de-Calais	Asile hospice Saint-Venant	»	30
Vendée	Asile La Roche-sur-Yon	28	»
Nord	Asile d'Armentières	»	100
Marne	Asile de Châlons	»	26
Orne	Asile d'Alençon	»	11
Seine-Inférieure	Asiles de Saint-Yon et Quatre Mares	57	»
Haute-Vienne	Asile de Limoges	22	»
Meurthe-et-Moselle	Asile de Nancy	»	50
Rhône	Asile de Bron	»	11
		372	406
		778	

Etablissements privés. — Il existe dans les départements de la Seine et de Seine-et-Oise plusieurs établissements destinés surtout aux enfants de famille aisées, et qui sont organisés pour le traitement médico-pédagogique : l'*Institut médico-pédagogique de Vitry-sur-Seine* (Bourneville), l'*Institut des Enfants arriérés d'Eaubonne* (Langlois et Chabert, l'*Institut de Créteil* (Bérillon et Quinque) pour vicieux et nerveux, l'*Ecole Théophile Roussel*, à Montesson (Paul Boncour), pour anormaux légers. Enfin, pour être complet, il faut signaler, à Paris, trois dispensaires médico-pédagogiques privés où sont données des consultations pour enfants arriérés : le Dispensaire Philippe et Paul Boncour, le Dispensaire Théophile Roussel (Manheimer-Gornez) et le Dispensaire Bérillon. Des consultations médico-pédagogiques ont lieu une fois par semaine dans les services de Bicêtre et de la Salpêtrière.

En province, les *asiles John Bost*, de la Force (Dordogne), au nombre des anormaux de toutes catégories qu'ils recueillent, compteraient une centaine de dégénérés auxquels seraient appliqués le traitement médico-pédagogique. *L'établissement médical de Meyzieux* (Isère), dirigé par les docteurs Courjon et Larrivé, hospitalise et traite environ 40 dégénérés. *L'Institut médico-pédagogique de Montfavet*(Vaucluse) reçoit 60 enfants.

Récemment, un service régulier de consultations médico-pédagogiques a été organisé à Bordeaux, à l'hôpital du Bouscat, par les docteurs Régis, Delaye et Jacquin ; à Lyon, par le docteur Feuillade, à la clinique des maladies nerveuses.

Et c'est tout — si l'on néglige, comme nous avons crû devoir le faire pour les asiles d'aliénés, les établissements communaux ou maisons congréganistes, les Bon Pasteur et les asiles d'infirmes, qui recueillent de ci de là, sans classement, sans organisation spéciale, quelques idiots de tout âge et qui ne sont, en réalité, que des renfermeries.

C'est-à-dire que — en arrondissant les chiffres comme il a été fait pour l'estimation du nombre total des enfants dégénérés et en évaluant à 3.000 (1.000 pour la Seine, 2.000 pour la province), le nombre de ceux qui sont assistés — il y aurait lieu d'admettre que sur 15.000 enfants dégénérés existant en France, il y en a 12.000 qui sont privés de toute assistance, dont 7.000 y compris les vicieux, sont perfectibles et pourraient être améliorés ou redressés par un traitement approprié.

Quel résumé plus clair pourrait-on donner de ce chapitre que le tableau comparatif de l'assistance des arriérés dans les Etats d'Europe, d'après une statistique allemande de 1902, reproduite par Blin, déjà citée par Jacquin et qui, malgré son imprécision résultant de ce que les épileptiques y sont ajoutés aux débiles, paraît rester vraie dans son ensemble :

PAYS	ASSISTÉS	POPULATION	PROPORTION des assistés par 100.000 habitants
Danemark..........	1.400	2.172.205	64
Allemagne.........	20.142	52 250.894	38
Norwège..........	489	1.988.997	24
Suède....	802	4.802.751	16,7
Belgique...........	941	6.195.000	15
Pays-Bas...........	530	4.669.415	11
Angleterre..........	2.207	29.002 525	7,6
France.............	2.500	38.343.190	6,5

V

LE TRAITEMENT MÉDICO-PÉDAGOGIQUE

SA MÉTHODE ET SON PROGRAMME

Si nous sommes en retard au point de vue du nombre et de l'organisation de nos moyens d'assistance, nous possédons, dans Bicêtre et dans la méthode qui y a été appliquée, les modèles qui ont guidé les spécialistes des autres pays et leur ont permis de nous dépasser.

Les anormaux psychiques, devant être tenus pour des malades du cerveau, il appartient sans contestation au Psychiatre d'étudier leurs maladies, de rechercher les moyens propres à les améliorer et à les éduquer et c'est pour cette raison que tous ceux qui, jusqu'alors, ont fait quelque chose de pratique et d'utile pour les anormaux psychiques, ont été des aliénistes, aidés de philanthropes et d'éducateurs, que les méthodes imaginées par Isard et Séguin, poursuivies par Voisin qui leur a donné le nom d'*orthophrénie*, perfectionnées par Bourneville sous la désignation de *traitement médico-pédagogique* et codifiées par Thulié dans son *orthophrénopédie*, ont été adoptées partout et qu'il y a lieu d'admettre, jusqu'à nouvel ordre, qu'il n'en est point de meilleures.

Le traitement médico-pédagogique, tel qu'il a été exposé par Bourneville et pratiqué dans son service de Bicêtre, pour obtenir le maximum de résultats, doit être tenté hors de la famille et de bonne heure. Il doit être basé sur l'éducation collective en cultivant les aptitudes individuelles des malades pour augmenter leur pénétration sensorielle. Son programme comprend :

I. L'ÉDUCATION PHYSIOLOGIQUE

1° Des fonctions de la vie organique (peau, digestion, respiration et circulation), par une hygiène large, méticuleuse, bains, douches, grand air, gymnastique, alimentation appropriée, etc.....

2° Des fonctions de relation (système musculaire, sens), par une gymnastique méthodique, le massage, les exercices de la main, de la bouche, la répétition et le contraste, des expériences, exercices de l'attention et de l'imitation.

3° De la parole (exercices des organes, éducation de la fonction).

II. L'ÉDUCATION PSYCHOLOGIQUE

Eveil et rappel des sensations précises pour exercer la mémoire et la réflexion.

Leçons de choses constantes pour provoquer l'initiative, développer l'imagination, mettre en activité le jugement et le raisonnement.

Lecture par la méthode des contrastes et des figurations.

Ecriture débutant par les figurations simples et géométriques.

Dessin des objets usuels. Grammaire, calcul, géographie et histoire.

III. L'ÉDUCATION DES INSTINCTS

Instinct de conservation. Instinct génésique. Instinct de sociabilité.

IV. L'ÉDUCATION MORALE

Personnalité. Egoïsme. Colère. Idées du bien et du mal, du nuisible et de l'utile.

V. L'ÉDUCATION PROFESSIONNELLE

« L'objectif de l'effort éducateur — comme le dit excellemment Jacquin — est de donner au malade une habileté professionnelle qui lui permette, lorsqu'il sera devenu adulte, de gagner sa vie ou au moins de fournir un certain rendement de travail facile. Il sera donc dirigé suivant ses aptitudes, dans une voie technique où il pourra réussir. »

Aux plus atteints conviennent les métiers manuels les plus faciles : fabrication de bois de brosses, cannage et rempaillage de chaises, cordonnerie, pour les garçons ; couleur, racommodage, lavage, pour les filles. Travaux agricoles, culture, jardinage.

Aux moins malades, les travaux industriels : menuiserie, serrurerie, imprimerie.

Une variété du traitement médico-pédagogique est la méthode hypnotique qui, préconisée par Voisin, Liébaut et Bernheim, a été appliquée surtout par Bérillon, chez les arriérés simples et instables, qui présentent des symtômes hystéropathiques.

SES RÉSULTATS

Le traitement médico-pédagogique appliqué méthodiquement aux anormaux psychiques — les imbéciles et idiots insociables — est-il réellement efficace ? Sa nécessité s'impose-t-elle ?

L'ardeur avec laquelle il a été poursuivi depuis un quart de siècle dans tous les pays étrangers, les opinions concordantes des spécialistes et la suite des documents statistiques et cliniques, publiés depuis 25 ans par Bourneville et ses élèves, paraissent bien répondre victorieusement à ces questions. Dans un recueil de 98 notices publiées en 1906 et se rapportant à des arriérés améliorés, dont certains peuvent être considérés comme guéris, les résultats curatifs apparaissent aussi clairement que possible et le mémoire que nous annonce le maître de Bicêtre sur « *ce que deviennent les enfants anormaux sortis de Bicêtre et de Vallée* » ne fera que confirmer ces résultats.

Dans les considérations cliniques, accompagnées de conseils pratiques, qu'il a publiées dans les *Archives de neurologie* de 1906 et qui sont comme le résumé de l'expérience de toute sa vie, Bourneville dit :

L'application rigoureuse, persistante, prolongée du traitement médico-pédagogique permet — ainsi que le constatent les faits — d'obtenir des résultats incontestables : Notons : 1° La guérison du gâtisme — 2° l'éducation de la marche, de l'habillement, de la toilette, de l'apréhension des aliments. Signalons la création de la parole, la création des vices de prononciation, des impulsions violentes, de l'irritabilité nerveuse, des perversions des instincts, de l'onanisme, du mensonge, de la coprolalie, de la caprophagie, des tics, des manies, de la chorée, de l'épilepsie, l'amendement du caractère, la guérison des accès de colère, le développement de l'affectivité, de la sociabilité. A toutes ces améliorations ajoutons, pour un certain nombre, la guérison ou l'atténuation du nanisme et de l'obésité.

Parallèlement, mentionnons les acquisitions scolaires, allant jusqu'à l'obtention du certificat d'études, l'aptitude aux travaux manuels : menuiserie, serrurerie, imprimerie, couture, cordonnerie, vannerie, cannage et paillage de chaises pour les garçons ; travaux du ménage, blanchissage, repassage, couture, tapisserie, broderie pour les filles.

On nous a demandé ce que nous entendions par *améliorés*,

très améliorés : nos observations fournissent la réponse : qu'on nous donne des expressions plus précises et nous nous empresserons de les employer.

Mais l'opinion publique est simpliste et assoiffée d'absolu. Les termes relatifs dans lesquels se meut le langage médical ne la satisfont point et elle est portée à n'accepter comme ayant une valeur thérapeutique que le résultat, guérison.

Pour éclairer cette incertitude qui s'attache à l'appréciation des résultats curatifs du traitement médico-pédagogique, MM. Binet et Simon ont étudié ce qu'ils appellent le *rendement* d'un service médico-pédagogique au double point de vue scolaire et social, dans une enquête à la Salpêtrière et à Bicêtre.

Leur examen portant sur 117 filles de la Salpêtrière, sorties de l'école pendant un espace de quatre ans, relève 20 améliorations réelles — 20 douteuses — 60 transférées dans les asiles — 17 décès.

Sur 290 garçons sortis de Bicêtre de 1899 à 1903 — 58, soit 20 pour 100, seraient sortis améliorés ; sur ce nombre, 18 seulement, mériteraient cette qualification — desquels il y aurait lieu de retrancher les épileptiques — et il ne resterait en réalité que 7 améliorations.

De sorte qu'en résumé :

1° A l'école de la Salpêtrière, on améliorerait 20 pour cent des filles anormales, et sur ce nombre 12 pour cent exerceraient un métier ;

2° A Vallée, on améliorerait aussi 20 pour cent des filles anormales, sans qu'aucun renseignement soit fourni sur leur classement professionnel ;

3° Dans le service de Bicêtre, le nombre des garçons améliorés serait de 4 pour 100 ; on ignorerait combien de ces anormaux exercent une profession au sortir de l'hospice.

L'enquête de MM. Binet et Simon n'a pas été faite à la Salpêtrière et à Bicêtre dans des conditions comparables. Il serait sans doute indiscret de s'étonner que dans l'un de ces établissements où l'« accueil fut des plus obligeants », « école modeste qui a fait peu parler d'elle et qu'on peut proposer comme exemple »,... les résultats curatifs atteignent 20 pour 100, tandis que dans l'autre établissement qui a une réputation véritablement mondiale » — où « pour des raisons sur lesquelles ils n'insisteront pas, les auteurs ne se sont pas transportés », se contentant d'éplucher et d'interpréter dans le silence du cabinet les comptes-rendus écrits par Bourneville — le pourcentage des améliorations n'a été que de 3 pour 100. Il y a là matière à reflexions subtiles pour un psychologue curieux : ce n'est point notre affaire.

Mais il est bon — en vue de discuter les conclusions de MM. Binet et Simon, qui paraissent assez disposés à les reprendre dans le public, — de signaler les erreurs et les contradictions les plus graves, sur lesquelles ils entendent appuyer ces conclusions et édifier ce qu'ils appellent modestement une *doctrine nouvelle.*

MM. Binet et Simon déclarent qu'à la Salpêtrière, aucune amélioration véritable (acquisition d'une profession), n'a pu être obtenue ni chez les imbéciles, ni chez les idiots, ni chez les épileptiques, mais seulement chez les débiles simples — et par ailleurs il nous font remarquer les doléances de cette directrice qui se plaint qu'on lui envoie de parti pris des épileptiques — en réservant à Vallée le privilège des anormaux sans épilepsie. Mais à ce compte, il n'y aurait donc peu ou point d'imbéciles et d'idiots à la Salpêtrière, il n'y aurait que des débiles, ce qui serait merveilleux. A moins encore qu'il ne s'agisse d'anormaux d'école et alors il n'y aurait aucune comparaison à établir entre les résultats de la Salpêtrière et ceux de Bicêtre.

De leur enquête les auteurs concluent que les deux degrés les plus inférieurs de l'arriération mentale (c'est-à-dire l'imbécilité et l'idiotie) ne laissent aucun espoir que l'enfant soit rendu capable d'exercer une profession et même « un degré moindre d'arriération, la débilité est fermée également à tout avenir, lorsqu'elle se complique de crises épileptiques. » — Evidemment on ne saurait attendre d'un livre aussi nettement antimédical que celui de MM. Binet et Simon, des observations cliniques sûres, mais il y a lieu de protester cependant contre des affirmations dont l'assurance n'est pas permise à ceux qui ont vécu au milieu des anormaux psychiques. Et si l'épilepsie est un obstacle absolu à l'amélioration des débiles et si elle entraîne chez les moins atteints une déchéance définitive, ainsi que le déclarent péremptoirement MM. Binet et Simon, pourquoi retranchent-ils des résultats curatifs enregistrés à Bicêtre, les *guérisons d'épilepsie*, qu'ils déclarent étrangères à la pédagogie et qui méritent, au contraire, d'être tenues pour les plus *importantes* ? Comment se fait-il que, tout en déclarant que l'imbécilité et l'idiotie ne donnent aucun cas d'amélioration, ils enregistrent à l'asile de Bicêtre — qui ne comprend que des idiots et des imbéciles, 3 à 4 pour 100 d'amélioration? Comment concilier ces constatations avec cette simple observation reproduite dans l'excellente thèse du Dr Royer (1907) : « Pour le seul atelier de menuiserie du quartier de Bicêtre, 167 enfants y ont été en apprentissage depuis sa fondation (1882) jusqu'en 1902, c'est-à-dire pendant 20 ans. Sur ces 167 enfants, 29 ont quitté l'hospice en état de subvenir seuls à leurs besoins, connaissant bien leur métier .. Un très grand nombre des 142 autres ont été repris par leurs familles, qui voyant l'éducation de leurs enfants à peu près faite, ont voulu profiter trop tôt de leurs services ». — N'est-ce pas là un *rendement social*, auquel nous devons croire?

Quoi qu'il en soit et sans tenir compte de ces restrictions et contradictions qui, pour le service de Bicêtre, paraissent s'écarter quelque peu de l'observation sereine, il faut retirer de l'enquête de MM. Binet et Simon que *20 pour 100* des enfants psychiquement anormaux soumis au traitement médico pédagogique, sont rendus à leurs familles, *améliorés*. Ce chiffre, mieux que tout autre argument, démontre la valeur du traitement spécial et justifie son utilité et son importance sociales.

VI

NÉCESSITÉ DE L'ASSISTANCE COMPLÈTE DES ENFANTS PSYCHIQUEMENT ANORMAUX

AU POINT DE VUE MÉDICAL

Pour le médecin il n'y a pas matière à discussion. Il suffit que les enfants psychiquement anormaux de toutes catégories soient tenus pour des malades, pour que leur assistance s'impose aussi longtemps qu'ils sont malades, et que leur traitement soit poursuivi, tant qu'ils n'ont pas été reconnus inaméliorables. Ce devoir médical est au-dessus de toute considération utilitaire, mais il ne peut être que renforcé par la constatation des résultats curatifs obtenus.

« Pour nous, dit Bourneville dans les *Archives de Neurologie* (1897), qui nous disons normaux, nous devons soigner les malades, relever dans la mesure du possible et rapprocher de la normale les anormaux. » Et dans ce devoir médical il y a aussi un intérêt scientifique de premier ordre, qui a été justement développé en 1899 par Ley, dans le *Journal de Neurologie*, et par Daniel et Philippe dans la *Polyclinique* : c'est en effet par la science de l'enfance anormale que peut s'édifier la *Pédologie*, la science de l'enfance normale.

Dans son rapport d'inspection générale de 1903, portant particulièrement sur l'enfance abandonnée, M. le conseiller d'État Ogier portait ce jugement ferme et catégorique : « En dehors de ceux-ci (les moralement abandonnés redressables), il y a encore d'autres enfants atteints d'affections ou difformités plus nettement caractérisées, tels que les idiots... Pour les idiots et les imbéciles, ceux qu'on a appelé des dégénérés inférieurs, leur séparation d'avec les autres s'impose sans conteste, ainsi que leur placement dans des établissements spéciaux, soit distincts, soit annexés aux asiles d'aliénés. Dans ces établissements ils seraient hospitalisés et recevraient un traitement médico-pédagogique, analogue à celui qui, sous l'impulsion du docteur Bourneville, a été établi et fonctionne déjà depuis des années à Bicêtre. »

AU POINT DE VUE SOCIAL

Pour être d'ordre plus contingent et complexe, la nécessité, au point de vue social, de l'assistance des enfants dégénérés, n'en est pas moins de première importance. Elle est dictée par des obligations impérieuses de défense, de sécurité et d'économie publiques.

MM. Binet et Simon s'élèvent avec indignation contre l'opinion qui fait des anormaux psychiques les *fous de demain*. « Ceux qui croient, disent-ils, que les anormaux sont destinés à devenir des fous sont autant dans la fantaisie que ceux qui prétendent que les anormaux deviennent des délinquants. La vérité est qu'on l'ignore complètement. » Si cette ignorance était réelle, toutes les opinions seraient légitimes au même titre et il ne serait permis de protester contre aucune d'entre elles..., mais la vérité est qu'on ne l'ignore pas.

Depuis la célèbre expérience de Voisin, qui, en 1834, — ainsi que le rapporte Jacquin, — faisait constater à ses collègues de l'Institut l'existence de 315 anormaux sur 500 jeunes détenus de la Petite Roquette, des observations et des statistiques nombreuses ont montré clairement les rapports étroits qui existent entre la criminalité et l'anormalité psychique.

Au *Congrès de Lyon* de 1894, Bourneville faisait un tableau saisissant de l'existence vagabonde et criminelle de ces enfants dégénérés : voleurs, menteurs, onanistes, pédérastes, incendiaires, destructeurs, homicides et empoisonneurs, qui sont légion et qui mettent sans cesse en péril la sécurité publique et la tranquillité familiale.

En 1901, au *Congrès d'Anthropologie criminelle* d'Amsterdam, Bessière présentait la statistique de 152 enfants prévenus de délits, dont 72 étaient des anormaux, 20 en état d'être internés comme aliénés et 42 dégénérés. Des travaux de Garnier et Wahl, de Laurent, de Gros, de Beck démontrent surabondamment les liens qui rattachent le vagabondage et la prostitution à l'imbécilité.

Le docteur Jude, dans une étude récente portant sur un détachement de 65 soldats d'un bataillon d'Afrique, en range les deux tiers dans la catégorie des dégénérés moyens, le dernier tiers était presque entièrement composé de dégénérés inférieurs et de déséquilibrés.

La criminalité juvénile augmente dans des proportions inquiétantes, ainsi que le prouvent les statistiques du ministère de la Justice, rapportées par Chazal. De 1831 à 1835, on avait compté 2,753 mineurs de 16 ans, déférés à la correctionnelle. De 1887 à 1895, leur nombre s'élève à 8,118 et, pour la seule année de 1896, à 7,683.

Une enquête faite récemment par l'*Union centrale du Sauvetage de l'Enfance*, établissait que sur 207 enfants moralement abandonnés, c'est-à-dire pris dans le milieu le plus fertile de la délinquence et du vagabondage, 145 présentaient des tares physique et psychiques.

La pratique des aliénistes, experts près les tribunaux des grandes villes, confirme ces indications Pour notre part, nous avons eu à examiner, en 1906, 33 prévenus; sur les 23 d'entre eux qué nous avons reconnus légalement irresponsables, 11 étaient des dégénénés de moins de 16 ans.

Une enquête dans les asiles d'aliénés conduirait à des constatations aussi positives, en ce qui concerne le nombre des anciens enfants anormaux devenus aliénés. Le relevé des observations cliniques des 200 derniers entrants de notre service d'aliénés, 100 hommes et 100 femmes, fait par notre collaborateur, le docteur Tissot, accuse 46 hommes et 51 femmes — c'est-à-dire tout près de la moitié des malades — dont on peut affirmer qu'ils ont été des arriérés ou des dégénérés des divers degrés, n'ayant reçu ni assistance ni traitement médico-pédagogique pendant leur enfance.

De ces enquêtes partielles, à défaut de statistique générale, on est en droit de conclure que pour une grande partie, les criminels, les délinquants et les aliénés, ont été des enfants psychiquement anormaux.

Les journaux fourmillent d'exemples de viols, d'incendies, de meurtres commis par les arriérés, qui, le plus souvent, sont livrés à eux-mêmes, vagabondant, s'enivrant et se livrant sans obstacle à la satisfaction de leurs appétits. Les faits divers publiés régulièrement dans les *Annales médico-psychologiques* et dans les *Archives de Neurologie*, sont particulièrement édifiants à cet égard. Privés d'assistance, les anormaux psychiques ne sont pas seulement un danger immédiat, ils doublent encore ce danger de celui de la *contagion* dans le milieu social et de celui de la *reproduction* qui ajoute sans cesse un nouvel appoint à la dégénérescence.

En vérité, il ne paraît pas possible — de bonne foi — de nier ni même de douter que la dégénérescence infantile est bien le terrain de culture par excellence de la criminalité et de la folie. Et, à ce titre, l'assistance obligatoire des anormaux psychiques de tous les degrés, apparaît comme une nécessité urgente de la défense et de la prophylaxie sociales — « elle réduirait le bilan des méfaits de tout ordre, éliminerait de la société des éléments de démoralisation, des facteurs de dégénérescence, ramènerait à la vie normale un nombre important d'individualités ; elle épargnerait enfin à la société d'inexprimables dommages (Pornain) ».

C'est qu'en effet l'assistance complète et obligatoire des anormaux psychiques touche non seulement à l'intérêt de la défense et de la sécurité collectives, mais aussi à l'intérêt économique social.

Les anormaux psychiques ne sont pas qu'un déchet inerte dans la collectivité. Leur activité malfaisante dans la criminalité, la contagion, la reproduction dégénérative, est un facteur important de destruction et de ruine pour le capital matériel et moral de l'humanité. Nous ne sommes plus au temps de Sparte, que l'Eurotas suffisait à purger de ses infirmes et de ses inutiles, et nous ne sommes pas encore au triomphe des logiciens comme Brower qui, en 1900, proposait à la *Société de médecine de Chicago* l'asexualisation systématique des dégénérés ; mais il nous faut concilier les droits très respectables d'un utilitarisme éclectif avec les aspirations de l'humanitarisme moderne.

En ne considérant comme réel que la moitié seulement du rendement social, constaté par MM. Binet et Simon, et en ajoutant a la valeur des vies humaines remises en circulation productive, l'économie de celles dont la destruction aurait été empêchée par l'assistance et le traitement des anormaux psychiques de toutes les catégories, quel gros appoint on apporterait à la richesse publique ? — « Ce que la société et l'État économisent sur la première éducation des enfants anormaux abandonnés à eux-mêmes — dit Kurella — est plus tard dépensé dix fois en frais de police, de justice, de prison, de traitement dans les asiles d'aliénés, etc. »

AU POINT DE VUE HUMANITAIRE

« Enfin, comme le dit Strauss dans un très beau langage, la société n'aurait-elle aucun intérêt à se montrer généreuse, qu'elle serait tenue par les prescriptions impératives de la solidarité humaine de mettre au premier rang des obligations sociales le sauvetage matériel et moral de tout être en danger. »

C'est bien là, en effet, l'*ultima-ratio* de l'assistance devant laquelle apparaissent comme bien petites choses les chicanes des théoriciens de la psychologie et des dilettanti de l'utilitarisme à outrance. Certains d'entre eux, s'érigeant en défenseurs des finances publiques et en redresseurs de torts, s'élèvent avec indignation contre les folles dépenses de certains asiles-écoles et réclament des enquêtes pour établir le bénéfice pratique et tangible que la société en retire ! « Non, en vérité — repondait déjà en 1900 Thulié à un éminent professeur utilitaire — on n'assiste pas les idiots et les imbéciles pour la récolte qu'on en peut tirer, mais pour relever quelques malheureux dont l'état sordide et misérable a déshonoré jusqu'ici notre civilisation. »

Les mêmes critiques décrivent ironiquement « ces bâtiments qui sont des palais », enrichis de musées, qui retentissent du bruit joyeux des fanfares et dans lesquels évoluent nos idiots, parmi les joies de la danse et du théâtre ! Il ne serait que juste, dans un pays prodigue de palais nationaux, de palais des beaux-arts, de palais de justice, de palais pour l'amélioration de la race chevaline, qu'il y eût aussi des palais de l'assistance, des palais pour l'amélioration de la race humaine ! De fait, il n'y en a point, même à Bicêtre ! Et, au point où nous en sommes, ce n'est plus seulement, devant les progrès de l'étranger, une œuvre d'amour-propre national qui s'impose à notre pays, c'est une œuvre de *réparation* à l'égard des malheureux enfants dégénérés ; c'est, selon la belle expression de Léon Bourgeois, une partie qui reste à acquitter de la « dette sociale de tous envers tous ».

Aujourd'hui qu'on ne discute plus le devoir pour la collectivité d'assister, de soigner, de retraiter les vieillards malheureux, sans rechercher la part dont ils pourraient être responsables dans leur propre malheur, comment pourrait-on refuser, marchander même le secours materiel et le traitement moral aux enfants dégénérés qui ne sont à aucun degré responsables de leur infortune et qui, logiquement, seraient en droit de demander compte de leur triste sort à la société qui n'a pas protégé, comme elle l'aurait dû, ni leurs générateurs, ni eux-mêmes.

De quel poids peuvent bien être, devant ce problème angoissant, les rivalités de personnes, les discussions doctrinales, les casuistiques administratives? Plus haut que la raison du législateur et du médecin, plus haut que la bonté du philanthrope, c'est le cri de toutes les mères, qui implore pour le sauvetage sans trêve des jeunes infirmes de l'intelligence, qui réclame pour eux la poursuite des efforts généreux de la bienfaisance et de la science, d'où peut jaillir parfois la flamme des joies renaissantes et où brille toujours la petite lueur consolante des espoirs conservés !

VII

BASES LÉGALES DE L'ASSISTANCE DES ENFANTS DÉGÉNÉRÉS

L'initiative privée et les œuvres corporatives, dont le rôle en matière d'assistance est si considérable dans les pays du Nord, tendent en France à s'effacer de plus en plus et à disparaître complètement devant l'action socialisatrice de l'État. Il n'y a donc pas actuellement possibilité de concevoir une organisation complète de l'assistance des enfants dégénérés — autrement que par une loi qui en impose l'obligation et en détermine les moyens.

C'est à une révision et à une extension de la loi du 30 juin 1838, que les premiers réformateurs et à leur suite le plus grand nombre des spécialistes ont demandé depuis de longues années l'organisation d'un régime légal pour l'assistance des anormaux en question. C'est à leur effort obstiné qu'est due l'introduction dans les différents projets de loi d'une disposition spéciale — qui a reçu récemment la sanction d'un vote de la Chambre des députés — obligeant les départements à assister et à traiter les imbéciles et les idiots, disposition qui consacre le principe de l'incorporation des anormaux psychiques dégénérés dans le régime des aliénés, avec toutes les conséquences légales et économiques qu'il comporte.

Cette incorporation est acceptée par les uns et repoussée par d'autres, qui réclament une loi spéciale.

Les partisans d'une loi spéciale protestent contre l'assimilation de l'enfant anormal à l'aliéné, laquelle — ainsi que l'exposait Legrain à la *Société internationale pour l'étude des questions d'assistance*, « éloigne les familles de l'asile, multiplie sans raison les formalités d'admission....., embarrasse surtout le médecin qui ne peut maintenir séquestrés les malades indemnes de troubles intellectuels, et ne lui permet pas enfin de s'opposer à la mise en liberté d'un malade, pour d'autres motifs que ceux tirés du danger qu'il peut faire courir ».

Thulié, réfutant dans son livre sur *le Dressage des jeunes dégénérés* les arguments de Legrain, dit « que le malade soit maniaque, mélancolique, paralytique général, dément ou idiot, il est aliéné de son esprit, et Pinel, en trouvant le terme générique d'aliénation mentale, a grandement facilité l'œuvre du législateur..... On a voulu faire entrer dans l'orbe de la loi tous les individus aliénés de leur intelligence, les idiots comme les déments, comme tous les malades atteints dans leurs fonctions cérébrales... ., tous demandent la même protection et exigent les mêmes précautions ».

Il est impossible d'avoir une idée nette de ce que doit être l'organisation pratique de l'assistance des enfants psychiquement anormaux, sans avoir pris position sur cette question préalable de législation, et il faut reconnaître que les arguments de part et d'autre ne manquent pas d'être sérieux. Mais, entre ces opinions opposées, il y a peut-être un malentendu — causé par l'incertitude de la terminologie et du classement. — Il pourrait être effacé par les actes législatifs actuellement en discussion. Un projet de loi récent, qui fait entrer dans le domaine de l'instruction publique le plus grand nombre des enfants psychiquement anormaux, arriérés, anormaux d'école, tous ceux que nous avons qualifiés sociables, ne laisse plus en réalité sous le régime des aliénés que le groupe, relativement peu considérable, des enfants dégérés, insociables. Ceux-là sont bien, sans doute, des *aliénés de l'intelligence*, mais à eux-mêmes, l'application de la loi de 1838, plus encore du projet de loi de 1907, ne saurait être faite sans de grands inconvénients.

Le nouveau projet de loi — disait Jacquin dans son rapport de 1903 — marque un grand progrès dans l'assistance des anormaux de l'intelligence, enfants et adultes, et dans les grandes lignes comblera une lacune de notre législation. Une fois admis, les questions de détail viendront après et il y aura place pour quelques articles additionnels réglementant les formalités d'admission qui doivent être simplifiées, les conditions de séjour, de sortie..... suivant l'âge des malades et leurs relations sociales, suivant l'intensité de leur arriération. Que ce soit une loi de police pour quelques-uns de ces malheureux, on ne saurait le nier, mais il faut surtout que ce soit une loi de bienfaisance pour tous.

Il ne paraît pas que cette critique clairvoyante autant

que discrète, que cet appel judicieux à l'éclectisme législatif aient été entendus. En proclamant le principe de l'assistance obligatoire à toutes les catégories de malades insociables, épileptiques, alcooliques, enfants idiots et crétins, que la loi de 1838 avait ignorés, le projet de 1907 réalise certainement un progrès considérable dans l'idée; mais, par l'esprit de détail qui l'a inspiré, par l'imprécision, sinon la contradiction de sa lettre, il laisse la porte ouverte, dans la pratique, aux atermoiements, aux incertitudes, aux mauvaises volontés, tandis que par la rigueur de sa restriction et la complication de sa procédure, il tend à décourager toutes les initiatives et à provoquer toutes les répugnances.

On a dit que, dans les conditions sociales actuelles, une loi nouvelle sur les aliénés ne pouvait plus être une loi de police, mais devait être avant tout une loi d'assistance large et généreuse. C'est bien ainsi, à n'en pas douter, que l'ont comprises les législateurs de 1907, mais leur bonne volonté paraît avoir été déviée par l'influence d'un mal que les psychologues expliqueront et que sans plus tarder les humoristes ont déjà nommée la *médicophobie*. De la peur de la séquestration arbitraire et de la défiance du médecin est sortie une œuvre, qui présente ce caractère original de proclamer un grand principe et d'être surtout un acte de défense contre ceux qui ont mission de l'appliquer. « C'est une loi — comme l'a dit Vallon — qui est faite contre le médecin et qui se retourne contre le malade ». Dans l'arsenal des restrictions, des formalités administratives et judiciaires, des pénalités qu'elle prévoit, l'aliéné disparaît, en tant que malade, pour n'être plus qu'un objet d'aversion ou pour le moins un phénomène de curiosité, livré en pâture, avec toutes ses affections et ses intérêts, à toutes les indiscrétions, à toutes les publicités... et ceux qui déjà s'élevaient contre l'assimilation des enfants dégénérés aux aliénés, ont aujourd'hui beau jeu pour protester.

Est-ce à dire qu'il faille une loi spéciale pour l'assistance des jeunes dégénérés? Il est permis de ne pas le croire; car une loi spéciale ne pourrait qu'être basée sur la raison de défense sociale; elle présenterait, avec un degré de limitation plus étroit, le même caractère d'exception, de restriction, que la loi actuelle, et en isolant plus encore les aliénés, elle porterait un nouveau coup à leur assistance. Aussi bien la multiplication des lois, leur catégorisation à l'infini, ne sont point signe de progrès : la législation doit marcher, comme la science, de l'analyse à la synthèse. En vérité, les aliénés et les dégénérés de toutes variétés et de tous âges, dont le caractère commun est l'insociabilité, peuvent être soumis au régime d'une même loi — non d'une loi de *police*, comme celle de 1838, moins encore d'une loi d'*opinion*, comme le projet de 1907, qui est fait contre une hypothèse, la séquestration arbitraire, — mais d'une véritable loi d'assistance et de défense sociales, faite pour protéger, soigner et empêcher de nuire les 100,000 malades et infirmes psychiques qui, eux, sont une *réalité* tangible.

Et pour que cette loi vive et soit efficace, il faut qu'en principe elle assure l'assistance, le traitement, l'hospitalisation aux aliénés de tous âges, comme à tous autres malades, avec le minimum nécessaire de formalités et d'enquêtes et il faut que les mesures de restriction dictées par le souci de l'intérêt public ou du malade lui-même aient dans tous les cas un caractère éclectique, individuel et temporaire.

En même temps que souple et extensible dans ses formes, la loi doit être catégorique dans la détermination de ses moyens. Le défaut capital de la loi de 1838 — qui subsiste dans le projet de 1907, aggravé du fait de son extension à de nouvelles catégories de malades et qu'il faut considérer comme la cause principale de l'infériorité de notre régime actuel d'assistance aux aliénés — a été le manque d'impératif dans les dispositions qui se rapportent à l'exécution des moyens. C'est la faculté de l'entente interdépartementale qui a fait ces monstrueuses agglomérations, ces renfermeries d'aliénés, dont le fonctionnement médical et administratif est tombé dans un discrédit mérité ; c'est la faculté de l'entente interdépartementale qui a faussé le principe essentiel de l'assistance, qui doit être l'assistance sur place ou en collectivités restreintes; c'est elle qui a servi de prétexte à la séparation des fonctions médicales et administratives dans les asiles et crée ce dualisme mortel qui progresse en France alors qu'il est condamné dans tous les autres pays. Il ne suffit pas que la loi impose l'obligation de l'assistance à toutes les catégories d'aliénés et s'en rapporte pour le reste aux dispositions éventuelles d'un règlement d'administration publique, qui peut être éludé ; il faut qu'elle fixe dans sa lettre et dans leurs grandes lignes, l'organisation médicale et administrative, la proportion, la distribution, le classement et les types des organismes propres à assurer cette assistance.

Les législateurs de 1907 sont bien entrés dans cette

voie en stipulant les conditions d'hospitalisation des nouveaux admis dans les asiles et celles d'une catégorie spéciale, les *aliénés condamnés et criminels*. Ces dispositions — les meilleures de la loi nouvelle — devraient être accentuées, sur le premier point, par l'obligation imposée à tous les asiles d'être, dans un délai donné, divisés en deux parties distinctes pour toutes les catégories de malades, l'*hospice* et l'*hôpital*, et complétées par un chapitre spécial sur les enfants dégénérés, déterminant leur classement en *perfectibles*, *imperfectibles* et *vicieux* et fixant le mode d'assistance propre à chacune de ces catégories.

Ainsi codifiée dans une loi élargie, éclectique dans ses moyens, sereine dans son esprit, nette dans sa lettre, l'assistance des enfants dégénérés aurait la base naturelle d'une organisation pratique et il est à penser que les partisans d'une loi spéciale accepteraient une assimilation et une fusion que, dans l'état actuel, ils repoussent avec raison.

Il y a bien encore les objections tirées des préjugés, des partis pris, des répugnances des familles, de l'opinion publique défavorable et effrayée. En vérité, c'est une grosse erreur de croire ou de faire croire à l'indignation populaire contre le régime des aliénés, contre l'iniquité des lois en vigueur, contre ces bastilles modernes et contre l'arbitraire des médecins ! Le spectre terrifiant, l'obsession de la séquestration, privilège aristocratique de quelques intellectuels incompris ou capitalistes inquiets, — malgré le chœur bruyant des publicistes à réclame — ne trouble en aucune façon le sommeil de la Démocratie, qui travaille et qui réfléchit. L'opinion publique ne réclame qu'une chose, c'est que les enfants anormaux dégénérés, comme les aliénés, soient assistés et traités dans les conditions qui sont le plus conformes à leur intérêt propre et à celui de la collectivité, et peu lui importe que les aliénés et les enfants dégénérés soient ou non soumis au même régime — pourvu que le régime soit bon.

VIII

ORGANISATION DE L'ASSISTANCE DES ENFANTS DÉGÉNÉRÉS

Les dispositions du projet de loi de 1907 relatives à l'assistance des enfants dégénérés, paraissent grosses de dangers au point de vue pratique.

Dire que — les asiles publics doivent comprendre, à défaut et dans l'attente d'asiles spéciaux, des quartiers annexés ou des divisions pour les idiots et les crétins et qu'en attendant l'ouverture de ces asiles spéciaux, pour la création desquelles plusieurs départements pourront s'entendre, les idiots et les crétins continueront d'être reçus dans les asiles d'aliénés — c'est maintenir pour longtemps le *statu quo*. Les départements ne se risqueront pas à faire des annexes provisoires, en attendant des organisations stables. Ils n'ouvriront pas de quartiers, mais des pourparlers avec d'autres départements, ainsi que les y autorise la loi : ces pourparlers dureront très longtemps. Pendant dix ans et peut-être beaucoup plus, les 1,2000 enfants qui sont aujourd'hui privés d'assistance, continueront de l'être, et plus tard, on se trouvera, comme aujourd'hui pour les aliénés, et dans des conditions plus graves encore, en présence de nouveaux et énormes établissements pour enfants dégénérés.

Cette régionalisation ne serait applicable, il est vrai, qu'aux dégénérés perfectibles sous la forme d'instituts médico-pédagogiques et les idiots du 2ᵉ degré, les idiots profonds, les anormaux d'asile, ainsi que l'admettent Jacquin et Régis, seraient hospitalisés dans des sections d'asiles d'aliénés. Mais, en vérité, on peut penser que c'est surtout pour les perfectibles, que leurs familles continuent à entourer d'intérêt et d'affection et dont il faut favoriser et faciliter le traitement, que la régionalisation et le dépaysement seraient le plus fâcheux — sans compter que le fait de réserver pour les asiles d'aliénés les idiots profonds serait de nature à aggraver encore, au détriment de ces établissements, le caractère de dépôts d'incurables, qui les stigmatise aujourd'hui et qu'il est nécessaire de leur faire perdre.

Contre l'hospitalisation des dégénérés perfectibles dans les quartiers d'asiles d'aliénés on objecte, outre les mouvements d'ordre légal et sentimental, l'encombrement, la précarité des ressources budgétaires, le manque de médecins, l'insuffisance du personnel infirmier. Mais tous ces inconvénients très réels, n'ont qu'une seule cause, l'entente interdépartementale, qui permet à plus de la moitié des départements de faire assister ses aliénés dans des asiles étrangers.

Qu'on supprime la faculté de cette entente et d'ici quelques années, soit par le désencombrement dans les asiles actuels, soit par la création de nouveaux asiles dans les départements qui en sont aujourd'hui dépourvus, l'assistance de toutes les catégories d'aliénés — y compris les enfants dégénérés — sera assurée comme elle doit l'être, médicalement et moralement, sur place, près de la famille et en tous cas dans les limites de la circonscription départementale, et le mode régional ne sera appliqué qu'aux catégories, relativement peu nombreuses et moins intéressantes, des aliénés criminels et des enfants délinquents vicieux.

Qu'il s'agisse d'établissements autonomes, ou d'annexes à d'autres établissements, ce sont les degrés de perfectibilité, d'utilisation et de sociabilité, qui doivent servir au classement des enfants dégénérés et dicter l'organisation des moyens d'assistance à leur appliquer : hôpital, hospice, colonie, maison de réforme.

La creation de chacun de ces divers organismes sous la forme autonome, constituerait évidemment l'organisation la plus parfaite, l'organisation type de l'assistance des enfants dégénérés. En s'en tenant à ces deux conditions, d'ordre différent, mais également nécessaires : éviter les grosses améliorations de malades et ménager les finances publiques, on peut admettre cependant que cette organisation type ne serait utile et pratiquement réalisable que pour Paris et la Seine. Dans les quelques départements les plus populeux, hospice, hôpital et colonie, pourraient être réunis sous la forme d'établissements spéciaux; dans tous les autres ils seraient annexés aux asiles d'aliénés, sous la forme de quartiers distincts. Quant aux maisons de réforme, dont la population proviendrait surtout des grands centres industriels — comme les asiles de sûretés pour les aliénés criminels — leur nombre pourrait être de quelques unités seulement; situés dans la banlieue des quatre ou cinq plus grandes villes; ils seraient organisés pour desservir tous les départements divisés en régions.

Ce qui s'affirme chaque jour davantage, dans l'application de l'assistance hospitalière c'est la légitimité, la nécessité de la distinction entre l'hôpital et l'hospice.

Les asiles doivent se transformer, selon l'importance des populations auxquelles ils sont destinés, en hôpitaux ou hospices distincts, ou en hôpitaux-hospices. L'avenir de l'assistance — aussi bien pour les enfants dégénérés que pour les aliénés adultes — est subordonné à cette transformation, et cell-ci ne s'opèrera que par un acte législatif, qui la consacre définitivement.

HOPITAUX ET QUARTIERS D'HOPITAUX

Qu'il soit établissement spécial ou quartier annexe, l'hôpital doit remplir les mêmes indications et satisfaire aux mêmes conditions.

Il est destiné aux anormaux psychiques, reconnus ou présumés perfectibles et il comporte essentiellement l'observation individuelle et le traitement médico-pédagogique. Conséquemment, sa population doit être relativement restreinte, son installation large, son personnel d'éducation et de surveillance nombreux et spécialisé, sa direction *exclusivement médicale.*

D'après nos statistique et le mode général d'assistance précédemment indiqué, les hôpitaux spéciaux des grands centres pourraient compter quelques centaines, 500 au plus, et les quartiers annexés des asiles départementaux de 50 à 100 enfants dégénérés.

Les uns et les autres doivent être pourvus de classes, de salles de gymnastique, d'installations hydrothérapiques, de chambres d'isolement avec préaux distincts pour les contagieux, les malpropres, les malades intercurrents, les convulsifs et les excités. Le personnel doit être féminin pour les deux sexes pendant l'âge scolaire, jusqu'à 13 ans; pour les enfants de 13 à 16 ans, le personnel sera mixte, et disposera d'ateliers et d'un domaine cultural pour l'éducation professionnelle et agricole.

L'hôpital ou quartier d'hôpital ainsi cempris, n'est

plus l'institut médico-pédagogique qui s'adresse à toutes les classes d'arriérés depuis l'idiot profond jusqu'au simple débile; il est encore moins l'asile-école régional proposé par Rey en 1894 et prévu par la loi nouvelle. C'est, tout au contraire, un organisme restreint dans ses dimensions, aussi décentralisé que possible et fonctionnant au plus près de ses sources de recrutement, familles, classes et écoles d'arriérés. En même temps que l'instrument de traitement et d'éducation des enfants dégénérés, c'est la station d'observation et de sélection par laquelle s'opèrent, après un temps variable, le classement des perfectibles et des imperfectibles, le retour à la vie commune des améliorés redevenus sociables, l'envoi à l'hospice des incurables végétatifs, à la colonie des utilisables, à la maison de réforme des vicieux antisociaux.

HOSPICES ET QUARTIERS D'HOSPICE

C'est le mode d'assistance réservé d'emblée, c'est-à-dire vers l'âge de 6 ans, aux idiots profonds, dont l'observation n'est pas nécessaire et plus tard, aux dégénérés des autres degrés reconnus imperfectibles et inutilisables à l'hôpital.

Au voisinage des grands centres urbains, il sera une partie de l'hôpital-hospice spécial; dans le plus grand nombre des départements, il formera un quartier distinct de l'asile d'aliénés. Il comprendra plusieurs sections, pour les faibles, les convulsifs, les adolescents. L'assistance s'y bornera à la surveillance et à l'hygiène et pourra être assurée dans les conditions les plus simples.

MAISONS DE RÉFORME

Dans une étude sur l'assistance des enfants aux Etats-Unis publiée par la *Revue philantropique* 1907, Trichet rapporte que dans les Etats les plus avancés de l'Union, les jeunes gens et les enfants coupables de délits ou de crimes ne sont plus emprisonnés, mais placés dans des maisons spéciales (Réformatories ou industrials Schools). Ces maisons de réforme, dont le principe d'éducation et de discipline est le traitement individuel, ne doivent comprendre qu'un nombre restreint d'élèves et les plus petites sont les meilleures.

Aussi bien que pour les aliénés, l'hôpital et l'hospice en formations distinctes, sont les organismes nécessaires de l'assistance des enfants dégénérés, mais pour que leur fonctionnement soit régulier, efficace, moral, il est indispensable qu'ils ne soient point troublés par le mélange des sujets particulièrement antisociaux (criminels, délinquants et vicieux), qui doivent être soumis à des méthodes spéciales de redressement et de restriction.

C'est à cette destination que répondent les établissements que nous appellerons avec Régis, *Maisons de réformes* qui pourraient être créées dans les régions les plus populeuses, pour recevoir les dégénérés vicieux ou délinquants, éliminés des hôpitaux et hospices de plusieurs départements. Leur organisation et leur importance seraient assez comparables, à celles qui sont prévues pour les asiles de sûreté d'aliénés, auxquels ils pourraient être annexés.

COLONIES

Strictement, l'assistance des enfants psychiquement anormaux se limiterait à la période de leur existence que Blin appelle « médicale » et s'arrêterait à l'âge de 16 ans, mais ainsi que le fait justement remarquer Jacquin, il faut tenir compte dans leur classement des « variétés cliniques polymorphes et des réactions sociales différentes ».

Pour ce qui concerne l'hôpital et la maison de réforme la limitation paraît facile. Pour être utiles, ces organismes ne doivent être encombrés d'aucun élément inaméliorable. L'enfant qui a été soumis méthodiquement à tous les moyens d'amélioration ou de redressement appropriés à son état, n'est plus susceptible de s'améliorer quand il a cessé d'être une « cire molle ». A partir de 16 ans, on peut admettre qu'il n'y a plus rien à attendre du traitement spécial. A cet âge, hôpital et maison de réforme, devraient rendre à la famille et à la vie commune ceux qui sont suffisamment améliorés, confier à l'hospice ceux qui sont incurables, à la colonie ceux qui sont devenus utilisables, à l'asile de sûreté ceux qui demeurent antisociaux.

L'âge des enfants dégénérés d'hospices, ne peut être limité aussi nettement. Certains d'entre eux, faibles, infirmes, retardés physiquement restent enfants au-delà de 17 ans et ne peuvent être sans inconvénient confondus avec les adultes. Il y a donc lieu d'admettre une marge et de prévoir dans la pratique que les hospices ou quartiers d'hospices, à côté des sections de jeunes, disposeront d'une section pour les adolescents dont l'âge pourra aller jusqu'à 20 ou 25 ans.

Ceux qui, au sortir de l'hôpital ou de la maison de réforme, ne sont pas en état d'être rendus a la vie commune, mais sont utilisables et non dangereux, ne doivent pas être cependant confondus avec les adultes. C'est à eux que convient le régime de la colonie, véritable *prolongement* de l'assistance des enfants dégénérés. On la comprend sous deux formes principales: la colonie familiale en organisation distincte et la colonie annexée à l'asile. Les protagonistes de la colonisation familiale, qui s'efforcent d'étendre ce mode d'assistance à toutes les catégories de malades ; ont commencé à l'appliquer pour le compte de la Seine aux enfants dégénérés. Il ne s'agit que d'un essai, dont les résultats ne peuvent être jugés dès à présent, mais dont on peut dire cependant — en y opposant les mêmes arguments que développait excellemment le Dr Vernet au sujet des épileptiques devant le *Congrès d'assistance* de 1903, — que portant sur des enfants au-dessous de 16 ans décrits comme améliorables, il conduirait dans son application, à la négation même du traitement médico-pédagogique.

Trichet, dans son étude sur l'assistance des enfants aux Etats-Unis, dit : « Quels que soient les avantages de l'assistance familiale, aux Etats-Unis comme dans les autres pays, elle ne saurait convenir à tous les enfants et notamment aux enfants indisciplinés, aux arriérés et aux anormaux ». Cette opinion n'est pas négligeable et il est permis de croire que le régime de colonie, utilement applicable aux enfants et adolescents dégénérés au moins pour tous ceux, les plus nombreux qui sont actifs, — est la colonie annexée à l'asile d'aliénés, comme elle existe à l'étranger en Danemack et en Suède, en Allemagne à Daldorf, en France à Vaucluse, avec ses organismes industriels et agricoles, ses ateliers pour les garçons et ouvroirs pour les filles, avec la surveillance immédiate du médecin aliéniste, avec un personnel spécialisé et désintéressé. Familial ou périhospitalier, le régime colonial ne serait indiqué que pour les dégénérés utilisables âgés de plus de 16 ans.

PATRONAGES

Quel que soit son degré d'amélioration ou de redressement, qu'il sorte de l'hôpital, de la maison de réforme ou de la colonie, l'anormal psychique ne saurait sans danger être abandonné à lui-même dans la vie commune.

Trop souvent sans famille, sans ressources, évité ou mal accueilli, il restera — ainsi que le disait Monod de l'aliéné — « privé de travail, privé des moyens de s'en procurer », et redeviendra un inutile, un insociable ou même un antisocial, parce que la société ne lui sera pas venue en aide. « il y a là — disait Giraud, dans son rapport au Congrès des médecins aliénistes de la Rochelle en 1893 — une lacune aussi bien au point de vue humanitaire qu'au point de vue économique ».

Pour que l'effet du traitement médico-pédagogique soit durable, socialement utile, il faut qu'au dehors il soit continué, par une protection morale, au besoin par un secours matériel, à l'égard des enfants améliorés, devenus adolescents, puis adultes et qui, toute leur vie doivent être considérés comme des convalescents. C'est l'œuvre à attendre des *Sociétés de patronage*.

Les travaux de Giraud et de Sérieux nous ont montré l'importance que, depuis quelques années, avaient prises dans les pays du Nord, particulièrement en Allemagne, les patronages pour les aliénés et dégénérés sortis des asiles. En France l'appel réitéré des aliénistes, des philantrophes, aussi bien que celui des pouvoirs publics en faveur de la création de sociétés départementales, sont restés à peu près sans écho. Faut-il redire, pour notre confusion, que seul le département de la Seine possède deux sociétés de patronage ayant un rôle actif, mais encore très limité, pour les aliénés convalescents et guéris, et qu'en province, les deux sociétés qui existent ne disposent que de ressources insuffisantes.

« On n'a pas assez insisté, dit Sérieux, sur l'importance dans le perfectionnement de l'assistance des aliénés, du rôle des sociétés de patronage. Ces sociétés ont pour tâche, non seulement d'assister les sujets qui sortent des asiles, mais encore de les suivre une fois mis en liberté, de leur trouver des occupations appropriées, de s'occuper de leur placement ou de leur réintégration en cas de rechute, d'assister leurs familles pendant leur traitement, de se mettre en rapport avec le service des consultations externes des asiles, de lutter contre les causes des affections mentales (alcoolisme etc...) de déraciner les préjugés concernant cette catégorie de maladies ».

Avec une organisation bien ordonnée, des adhérents nombreux et actifs, les sociétés de patronage seraient, sans doute, l'adjuvant le plus important de l'assistance des aliénés de toutes catégories, et il n'en est point à qui elles pourraient être plus utiles qu'aux anormaux dégénérés.

D'après les indications qui précèdent l'organisation de l'assistance des enfants dégénérés, pourrait se résumer comme suit, d'après les modes d'assistance :

Enfants de 6 à 16 ans (période médico-pédagogique)	Imbéciles et idiots du 1er degré (Perfectibles)	Hôpitaux spéciaux ou quartiers d'hôpitaux d'aliénés	Organisation départementale
	Idiots du 2e degré (Imperfectibles)	Hospices spéciaux ou quartiers d'hospices d'aliénés	Organisation départementale
	Vicieux, délinquants	Maison de réforme	Organisation régionale
Au-dessus de 16 ans (Période de surveillance ou d'utilisation)	Inutilisables	Hospices spéciaux ou quartiers d'hospices (section spéciale)	Organisation départementale
	Utilisables passifs	Colonies familiales	Organisation départementale
	Utilisables actifs	Colonies périhospitalières	Organisation départementale
	Devenus sociables	Vie commune sous la surveillance des sociétés de patronage	Organisation départementale

CONSIDÉRATIONS ÉCONOMIQUES

L'assistance de 12 à 15,000 enfants dégénérés ne se ferait pas évidemment sans une augmentation appréciable des charges publiques, dont il faut se préoccuper dans la recherche d'un programme d'organisation pratique. C'est cette légitime préoccupation qui conduisit les législateurs de 1907 aussi bien que ceux de 1838 à laisser dans la loi la porte ouverte aux exceptions, aux délais d'exécution, aux ententes interdépartementales. Pour ce qui concerne les enfants dégénérés, c'est cette même préoccupation d'économie qui a inspiré — pour une grande part au moins — les aliénistes, dans leurs propositions d'établissements régionaux, avec spécialisation des moyens d'utilisation (asiles-écoles, type industriel et asiles-écoles, type agricole de Rey).

En vérité, l'avantage économique des organisations régionales d'assistance semble aussi contestable que leur avantage médical et moral est niable, et il ne serait pas sans intérêt que les commissions des Chambres chargées de l'étude du projet de révision de la loi de 1838 fissent une enquête approfondie sur ce point spécial, avant d'arrêter leurs propositions.

Si, dans l'appréciation du régime économique des grands asiles interdépartementaux, on tenait un compte exact des frais de transfert, de rapatriement, d'inspection, de l'insuffisance de l'utilisation et des résultats curatifs obtenus, on en viendrait peut-être à penser que la modicité relative du prix de journée payé et le bénéfice des dépenses de construction et d'entretien ne sont qu'un trompe-l'œil pour les finances des départements, qui exportent actuellement leurs malades.

L'institut médico-pédagogique régional, pour fonctionner d'une façon autonome, devrait être organisé pour 5 à 600 enfants au moins, et desservir 6 ou 8 départements et plus dans certaines régions. C'est par centaines de kilomètres qu'il faudrait compter les déplacements des parents, des malades et du personnel, pour les admissions, les sorties, les congés et les échanges avec les hospices. Dans ce mouvement, que la nature même des malades rendrait très actif, il y aurait une source d'incommodités, de difficultés incessantes et une cause de dépenses énormes. Et quant à la spécialisation des formes cliniques et des modes d'utilisation, dont on fait état au double point de vue médical et économique, elle serait rendue impossible par la nécessité de satisfaire les convenances des familles, de tenir compte des aptitudes des enfants et de varier le plus possible les modes d'éducation professionnelle.

La construction et l'installation d'un institut autonome régional pour 5 à 600 lits coûteront, au minimum, 4,000 à 4,500 francs par lit ; sous la forme de pavillons neufs, annexés à l'asile d'aliénés mais complètement distincts, avec classes, salles de gymnastique, de récréations, d'hydrothérapie, avec l'utilisation des services généraux, des ateliers, du domaine cultural déjà existants, — comme il a été fait dans le département de la Somme pour un service d'enfants dégénérés perfectibles qui fonctionnera d'ici quelques mois — le lit revient à 3,000 francs, pour 50 enfants. Pour répondre à une question qui nous a été posée récemment au sujet d'un projet de création d'un asile d'aliénés dans un département qui en est encore dépourvu, nous avons fait des recherches comparatives sur quelques départements dont les uns ont une organisation complète d'assistance pour les aliénés et les autres font traiter leurs malades dans les établissements de départements étrangers et plus ou moins élsignés. Nous estimons, d'après ces recherches, que les départements qui, renonçant à traiter avec d'autres établissements, s'imposent le sacrifice de créer de toutes pièces une organisation pour traiter chez eux toutes les catégories d'aliénés, sont assurés d'amortir en une trentaine d'années, à l'aide des économies réalisées, le capital qu'ils avancent.

Depuis quelques années, les administrations départementales manifestent une tendance générale à se libérer des traités qui les lient pour l'assistance de leurs aliénés. De nouveaux asiles sont en construction, d'autres en projet. Ne serait-il pas regrettable que de nouvelles dispositions légales, en ouvrant la porte à de nouvelles ententes, ne vinssent arrêter ce mouvement de séparation, si heureux au point de vue médical, et qui, considéré dans son avenir, serait bien conforme aux intérêts moraux et financiers des départements.

RÉSUMÉ ET CONCLUSIONS

L'histoire, la statistique et l'observation clinique s'accordent à montrer que les enfants psychiquement anormaux de tous les degrés sont des *malades* et que, par suite, ils doivent être assisté, éduqués et traités *médicalement*; le devoir de solidarité *impose*, l'intérêt social *justifie* cette assistance et ce traitement.

Les enfants psychiquement anormaux, considérés dans la période qui s'étend de l'âge scolaire jusqu'à la nubilité — de 6 à 16 ans — se divisent d'après le degré de leur anormalité et le caractère de leurs réactions en *arriérés sociables* et en *dégénérés insociables*. L'éducation médico-pédagogique des premiers — les plus nombreux — est du domaine de l'Instruction publique.

Les *dégénérés insociables*, imbéciles et idiots des divers degrés, perfectibles, imperfectibles et antisociaux (vicieux), justifient au même titre que les aliénés, et sous le même régime, des moyens d'assistance plus ou moins restrictifs. Ils relèvent de trois modes d'assistance :

1° De l'*hospice*, pour les imperfectibles : assistance simple.

2° De l'*hôpital*, pour les perfectibles : traitement médico-pédagogique.

3° De la *maison de réforme*, pour les antisociaux : redressement.

Moralement et médicalement ces modes d'assistance doivent être assurés sous la forme d'agglomérations aussi restreintes que possible. L'assistance simple et le traitement médico-pédagogique doivent être appliqués, aussi près qu'il se peut de la famille et du pays d'origine des enfants, dans chaque circonscription départementale. Le redressement des antisociaux seulement peut comporter l'organisation régionale.

La distinction entre l'hospice et l'hôpital doit être complète dans tous les établissemenis d'assistance. L'hôpital doit être pourvu de tous les moyens utiles pour un traitement méthodique et aussi individuel que possible. Il doit recevoir à l'origine tous les enfants sans exception et faire office de clinique d'observation et de triage.

L'hospice et l'hôpital peuvent fonctionner isolément ou sous la forme mixte d'*hôpital-hospice*, dans le voisinage des grands centres urbains, où leur population peut atteindre plusieurs centaines d'individus; dans le plus grand nombre des départements, ils seront annexés aux asiles d'aliénés sous la forme de *quartiers spéciaux*.

Pour que le traitement individuel des enfants dégénérés, aussi bien que celui des aliénés, soit assuré comme il doit l'être dans les asiles, il faut que la transformation de ces établissements s'opère dans le sens de la distinction nette en *sections d'hospice* pour les chroniques et les incurables, et *sections d'hôpital* pour les aigus et les curables. C'est de cette dernière formation que doit faire partie le quartier de traitement des enfants.

A leur sortie de l'hôpital spécial, les enfants dégénérés doivent continuer à être assistés, surveillés ou protégés d'une façon particulière et plus ou moins longtemps, selon la marche de leur évolution et le caractère de leurs réactions.

Ceux qui n'ont pas bénéficié du traitement médico-pédagogique et sont restés insociables et inutilisables seront hospitalisés, dans une section spéciale des hospices ou quartiers d'hospices, en attendant qu'ils puissent être sans inconvénient confondus avec les aliénés adultes.

Ceux qui, restés incapables de se diriger, ne peuvent recevoir, dans leur propre famille, l'assistance et la surveillance nécessaires, mais sont devenus utilisables, seront, selon qu'ils sont actifs ou passifs, assistés ou surveillés, soit dans les *colonies familiales*, soit dans les *colonies annexées* aux hospices et quartiers-d'hospice.

Ceux enfin qui, devenus sociables, sont rendus à la vie commune, devront être protégés pas des *sociétés de patronage*, dont il faut souhaiter l'organisation comme une des œuvres sociales les plus utiles.

Quant aux *antisociaux*, ils resteront soumis au régime de la *maison de réforme*, jusqu'à ce qu'ils puissent être, sans danger, soit remis en liberté, soit envoyés à l'hospice ou à l'asile de sûreté.

Et pour conclure, ainsi qu'il est d'usage dans les questions dont la solution appartient à la loi, nous proposons à l'examen et à la discussion du Congrès les vœux suivants :

A. — Que la législation nouvelle, appelée à remplacer celle de 1838, consacre dans un même acte l'obligation de l'assistance et du traitement aux aliénés de tout âge et de toute catégories, y compris les enfants dégénérés.

B. — Qu'elle impose à chaque département (celui de la Seine excepté) l'obligation — dans un délai donné — de pourvoir *sur son territoire*, à l'assistance et au traitement des aliénés de tout âge et de toutes catégories, sauf des aliénés criminels et des enfants dégénérés antisociaux (vicieux), dont l'assistance pourra être assurée sous la forme régionale et par entente interdépartementale.

C. — Que des dispositions impératives stipulent que tout établissement créé en vue de l'assistance des aliénés devra comprendre trois formations distinctes : l'hôpital pour les aigus et améliorables, l'hospice pour les chroniques et les incurables, la colonie pour les utilisables; que chacune de ces formations dans les asiles d'aliénés devra comprendre une section spéciale pour les enfants; que tous les asiles d'aliénés actuellement existants devront — dans un délai donné — être transformés dans le sens de cette spécialisation.

D. — Que des dispositions spéciales affirment, pour l'hôpital ou quartier d'hôpital, le caractère d'établissement de traitement qu'il doit avoir, et pour l'aliéné qui y est conduit la qualité de malade, qui lui appartient. Que dans ce but l'admission à l'hôpital ou au quatier-d'hôpital de tous les aliénés et enfants dégénérés, soit exemptée des formalités administratives, incompatibles avec ce caractère et cette qualité. Qu'en particulier, l'admission à l'hôpital ou au quartier-d'hôpital soit libérée de l'idée et du mot d'*internement*. Que la liberté individuelle et la sécurité publique soient défendues, non par des mesures d'exceptions préalables qui sont préjudiciables au malade et susceptibles de favoriser sa séquestration dans la famille, mais par une surveillance spéciale et active dès l'admission à l'hôpital.

E. — Que des dispositions spéciales, dans la forme de celles qui sont inscrites dans le projet de 1907 pour les aliénés criminels, soient stipulées au sujet des conditions du placement dans les maisons de réforme des enfants antisociaux (vicieux et délinquants).

F. — Que M. le Ministre de l'intérieur veuille bien employer tous les moyens en son pouvoir pour provoquer et favoriser, dans tous les départements, l'organisation de société de patronage, pour la protection de tous les malades sortis des asiles et rendus à la vie commune ; cette protection devant être considérée comme une partie essentielle de l'assistance des aliénés, particulièrement des enfants dégénérés.

IMPRIMERIE BARBIER-MARILIER
L. MARCHAL, Sr
5, RUE DOCTEUR-CHAUSSIER, 5
(PLACE DARCY)
DIJON

www.ingramcontent.com/pod-product-compliance
Lightning Source LLC
Chambersburg PA
CBHW070805210326
41520CB00011B/1841

* 9 7 8 2 0 1 1 3 1 7 3 0 8 *